GRÉOULX & SES EAUX

PAR

Le Docteur J.-B. JAUBERT

Médecin-Inspecteur du Gouvernement, Médecin consultant à Hyères.

HYÈRES

IMPRIMERIE ET RELIURE HENRI SOUCHON

1878

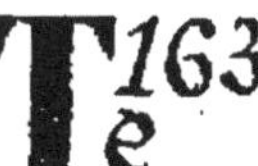

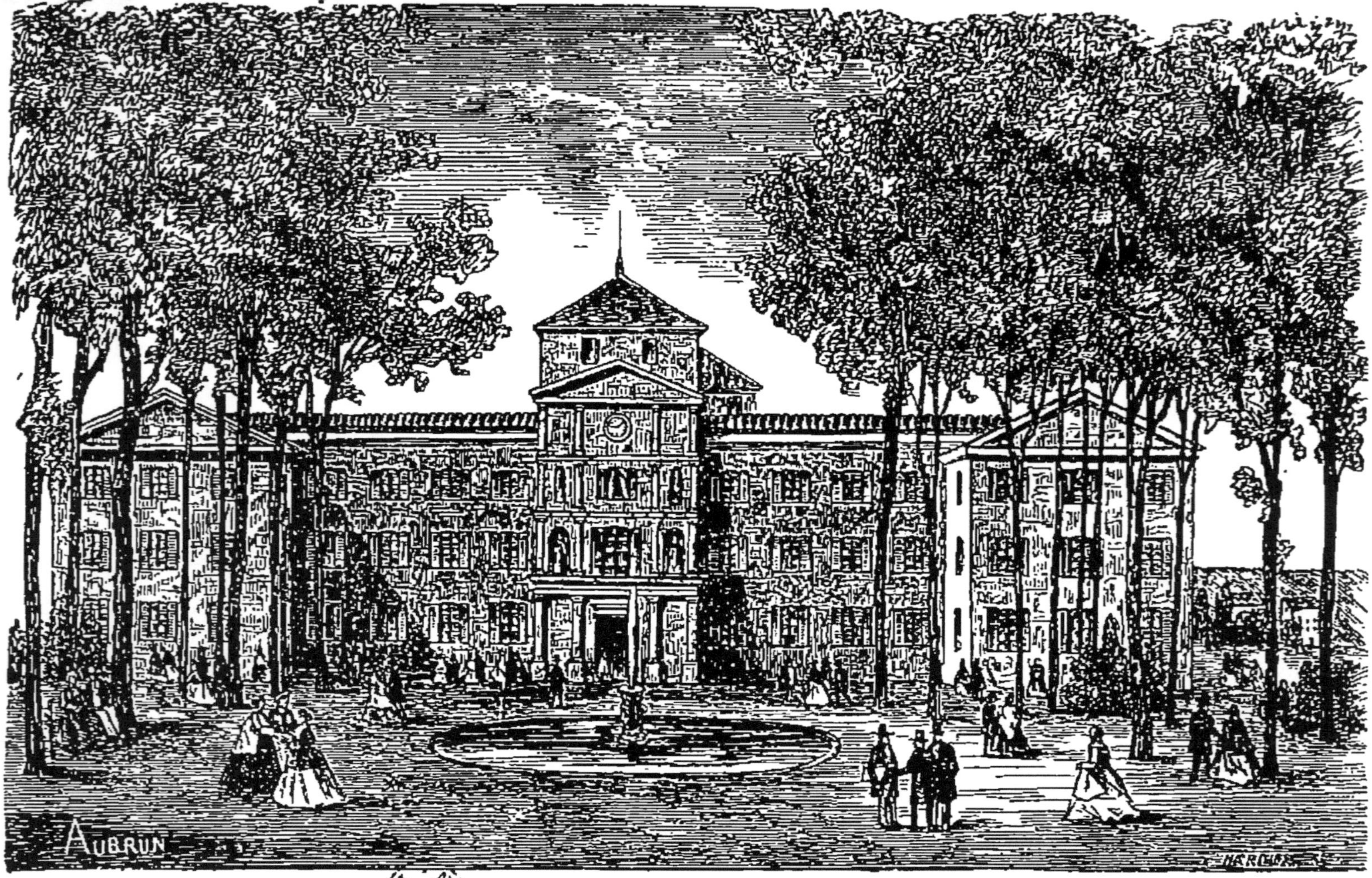

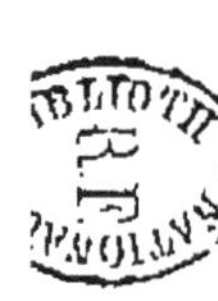

GRÉOULX & SES EAUX

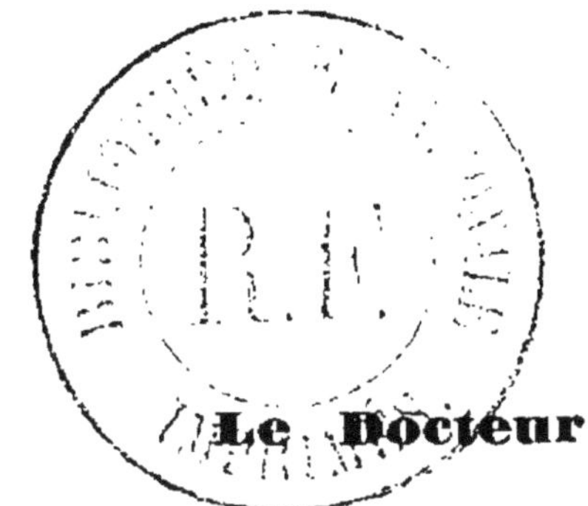

PAR

Le Docteur J.-B. JAUBERT

Médecin-Inspecteur du Gouvernement, Membre de plusieurs Sociétés savantes.

HYÈRES

IMPRIMERIE ET RELIURE HENRI SOUCHON

—

1878

AVANT-PROPOS

Les eaux minérales qui touchent d'une manière directe à la santé et au bien-être des populations font, aujourd'hui, chez nous, partie intégrante de la fortune publique. Les nombreux avantages que la science et l'industrie tirent, journellement, de l'exploitation des *sources* faisaient au pays un devoir de les appeler à la grande représentation nationale qui se prépare, pour qu'elles s'y montrent, sinon avec tous leurs avantages, au moins avec ce prestige d'une réputation irrévocablement acquise.

« La France, disions-nous en 1858, est, sous le « rapport des eaux minérales, assez riche pour « n'avoir rien à envier aux autres pays; c'est une « vérité depuis longtemps proclamée! et, cepen- « dant, chaque année voit augmenter le nombre « de ceux qui vont chercher, loin du sol natal, une « santé ou des plaisirs qu'ils ont à leur porte. Ce « tribut volontaire, payé à l'étranger, ne trouve « pas même son excuse dans un besoin de locomo- « tion ou dans ce goût, toujours plus prononcé, « pour les voyages lointains..... La France, par

« ses eaux, ses sites et ses climats variés, pourrait,
« longtemps, fournir un aliment à la curiosité la
« plus insatiable, si cette curiosité avait un but;
« mais, le plus souvent, c'est la mode qui donne
« son impulsion et la raison a appris à se taire
« devant ses décrets. »

« Il y a, cependant, là, une question de haut
« intérêt social, je dirai même une question de
« nationalité sur laquelle on ne saurait trop attirer
« l'attention. Ce n'est pas, seulement, au cœur et à
« l'intelligence que l'on doit s'adresser; il faut
« aussi parler aux yeux pour réhabiliter ce qu'ils
« ont perdu l'habitude de voir..... Espérons que
« tous nos efforts réunis rendront, un jour, à notre
« pays ce que son incurie lui faisait perdre. »

Ce que nous disions, il y a vingt ans, nous ne saurions l'exprimer autrement, après les calamiteuses années qui nous ont fait, plus que jamais, un devoir de rester chez nous; d'y apprendre et d'y répéter, sans cesse, que nos eaux sont supérieures à celles de l'étranger, en général, et de l'Allemagne, en particulier; qu'elles sont assez nombreuses pour faire face à tous les besoins de la thérapeutique thermale et que nous sommes, doublement, coupables de paraître l'ignorer. D'autres voix plus autorisées que la nôtre ont, depuis, vaillamment soutenu cette thèse que nous avons la satisfaction de voir généralement acceptée.

Mais, au moment où la France, à peine convalescente, va étaler aux yeux du monde ses immenses ressources, un pressant appel a été fait aux diverses stations hydrologiques pour les convier à représenter, dans ce grand concours, une des branches les plus florissantes de notre industrie. Toutes nos stations ont répondu à l'appel. Elles veulent profiter de cette belle et sérieuse occasion de notoriété pour affirmer leur puissance numérique, en même temps, que leur valeur respective. Elles en profiteront, aussi, pour vulgariser la notion du rôle que doivent jouer les eaux minérales, non-seulement, comme source de fortune pour le pays, mais, avant tout, comme source de la santé générale, c'est-à-dire, comme élément principal de notre puissance nationale. Cette vérité, une fois acquise et entrée dans le domaine des convictions, n'y resterait pas longtemps, il faut l'espérer, à l'état d'idée spéculative. La France est trop intéressée à tirer parti de toutes ses ressources, pour négliger le remède, par excellence, au seul mal qui puisse jamais enrayer ses destinées et compromettre son existence, à cette dégénérescence physique qui est la plus puissante cause de dépopulation. Il ne s'agit, donc, plus de revendications en faveur des thermes français..... Un cri patriotique s'élève, de toute part, en faveur des déshérités de la santé et de la fortune, en faveur de ceux qui souffrent et qui ne rendront au pays qu'une faible part des services qu'il en attend. Protection de l'enfance à tous les degrés; assistance publique pour l'adulte; concours des eaux minérales et des bains de mer à la régénération de la santé publique, tel est le problème qu'impose la nation aux méditations de tous et aux efforts de quelques-uns. Puissent d'autres préoccupations ne pas nous faire perdre celle-là de vue.

HISTOIRE

DES

EAUX DE GRÉOULX

Tous les peuples de l'antiquité dont l'histoire nous est un peu connue, professaient une telle admiration pour les Eaux naturellement chaudes, qu'ils les considéraient comme un don de la Divinité auquel étaient attachées des propriétés merveilleuses; aussi les entouraient-ils d'un respect religieux qui était, à la fois l'expression de la reconnaissance et d'une confiance absolue en leurs vertus.

L'histoire des Eaux de Gréoulx, comme celle de la plupart des stations thermales, doit donc remonter à la plus haute antiquité, sans qu'il soit possible d'assigner une date à leur découverte. Pour peu que l'on fût, cependant, porté à conclure d'après des probabilités, il paraîtrait incontestable qu'avec l'importance ou le volume de la source, et un voisinage comme celui de Riez (*Reiorum-Civitas*), nos bains furent fréquentés, longtemps avant l'époque de la domination romaine, par les populations gauloises dont cette ville était, dans le Midi, le centre le plus ancien et le plus considérable. Cette opinion, très-acceptable, d'ailleurs, depuis que les découvertes archéologiques nous ont dévoilé le culte et les soins dont les Gaulois, nos pères, entouraient leurs sources, serait confirmée, et au-delà, par l'opinion de quelques auteurs qui ont voulu que ces Eaux aient été renommées du temps des Celtes, puisque, suivant eux, l'étymologie de Gréoulx *(Gresilium)* viendrait du celtique *Grezum*, qui signifie *douleur* ou *maladie*, et de *lin*, qui signifie *eau; Eau pour les maladies* (1). Une autre étymologie non moins celtique, mais plus provençale, puisque le mot *gréou*, au pluriel *gréoux*, se trouve dans notre langue, lui donne un autre sens : *gréou* signifie tige, jet ; on dit d'un artichaut, il est du *premier gréou*, d'une fontaine qu'elle a de beaux *gréoux*. Le Gréoulx actuel viendrait, donc, du celte *grelh*, comme *gresilium* pouvait venir de *grezum-lin*. Nos vieux provençaux ont oublié, peut-être avec intention, le nom latin pour lui en substituer un autre plus conforme au caractère du vieux langage gaulois.

Quoi qu'il en soit de leur origine, c'est aux Romains que nous ferons remonter l'histoire des Bains de Gréoulx. Cette période, dont le pays conserve tant de souvenirs, ne nous est révélée que par

---

(1) Papon. *Hist. de Prov.*, t. 1, p. 86.

quelques restes de constructions sans intérêt, par des vases et des médailles, par des débris de toute sorte dont le sous-sol de la vallée est encore rempli, et, avant tout, par deux inscriptions qui seules attestent l'importance de ces Eaux, à cette époque reculée : l'une, parfaitement conservée, figure dans le parc de l'Etablissement ; c'est une pierre votive, dédiée par *Eilia* (ou Annia) *Faustina, épouse de Titus Vitrasius Pollion, consul pour la seconde fois, préfet impérial, pontife de la province d'Asie, aux nymphes de Gréoulx* (1). Cette inscription, dont on ne

(1) Annia Faustina était déjà connue dans l'histoire, mais d'une manière imparfaite. Notre inscription complète et rectifie les notions que nous avions à son égard. Le médecin Galien est le plus ancien auteur qui l'ait mentionnée. Il la cite, par occasion, sous le nom d'Annia Faustina, comme une parente de Marc-Aurèle. Dans son traité des pronostics, ce médecin rapporte qu'il fut appelé à Rome pour traiter le jeune Commode, fils de l'empereur Marc-Aurèle. Il le trouva grièvement malade d'un mal de gorge qu'il reconnut à la seule inspection du pouls. Annia Faustina, qui soignait son jeune neveu, fut présente à la visite du médecin de Pergame. Elle fut d'abord fâchée de voir qu'il avait proscrit les petits remèdes extérieurs qu'elle avait indiqués, et qu'au lieu de le tenir à la diète sévère comme les jours précédents, il avait ordonné à l'enfant de se lever, d'aller au bain et de bien dîner, assurant qu'il n'aurait plus rien à l'avenir. Faustine, s'adressant aux médecins qui l'avaient accompagnée et particulièrement à un nommé Méthodius, fit le plus grand éloge de Galien, en disant qu'il était non-seulement *méthodiste* en paroles, mais en effets. Galien, confus des éloges

posséda longtemps qu'une partie, avait donné lieu à diverses interprétations qui furent, plus tard, rectifiées par la découverte de l'autre moitié de la

---

de Faustine, l'accompagna jusqu'à sa voiture en lui disant que tous ses éloges ne serviraient probablement qu'à exciter la haine et la jalousie de tous les médecins de Rome.

Nous savons encore que le nom d'Annius était le nom générique de la famille de Marc-Aurèle; on la faisait remonter à Numa. Deux Annius-Verus, l'un bisaïeul et l'autre aïeul de Marc-Aurèle, vinrent, au rapport de Dion, s'établir d'Espagne à Rome, où ils furent admis au nombre des sénateurs; le premier devint prêteur, et le second préfet de Rome, sous Vespasien. Un troisième Annius-Verus, père de Marc-Aurèle eut pour frère Annius Libo qui fut consul, et qui, selon Tillemont, doit être le père d'Annia Faustina, qu'il faut toujours distinguer de Galeria Faustina, femme d'Antonin Pie, et de leur fille, Annia Faustina, qui épousa Marc-Aurèle lui-même. L'Annia-Faustina qui nous occupe était une cousine de Marc-Aurèle, ce qui est confirmé par le témoignage de Lampride, qui rapporte, dans la vie de Commode, que ce prince fit égorger, en Achaïe, Annia Faustina, *consobrinam patris sui*. Un fait, rapporté par cet historien, augmente, s'il est possible, la barbarie de cette action; Commode avait eu avec la cousine de son père des relations plus intimes que celles de simple parenté.

Un autre passage, du même Lampride, nous paraît désigner une fille de cette Annia Faustina, également égorgée par son indigne petit cousin Commode, quelque temps après sa mère, sous le prétexte qu'elle avait trempé dans la conspiration de Pompeien. Ce passage nous fait encore connaître qu'Annia Faustina avait épousé un Vitrasius, qui ne peut être que le Titus Vitrasius Pollion dont parle notre inscrip-

pierre, retrouvée dans les murs d'une vieille construction. Quant à l'autre inscription trouvée également au milieu d'anciennes maçonneries, nous ne

---

tion. On lit dans cet historien : *Interfecta et Vitrasia Faustina, et Velleius Rufus, et Ignatius capito consulare...* Ce prénom de *Vitrasia*, donné à Faustina, ne peut, d'après l'usage des Romains, désigner que la fille et non l'épouse d'un Vitrasius. C'est ainsi que la fille de Cicéron s'appelait *Tullia*, celle d'Octave, *Octavia*, celle de Porcius Cato, *Porcia*, etc. Les femmes n'ont pris le prénom de leurs époux que dans le Moyen-Age, après l'irruption des Barbares, ainsi qu'il nous serait facile de le prouver.

« Selon les Fastes Consulaires, Titus Vitrasius Pollion fut consul, pour la seconde fois, en 176 de J.-C. Son premier consulat n'est mentionné nulle part; seulement, en 166, il est parlé d'un L. Fufidius Pollion, qui n'est pas autrement connu. Il est possible qu'il y ait eu une erreur de prénom et que ce soit le même personnage. Enfin, quelques inscriptions qui portent les noms de *Vitrasius*, d'*Annius* et de *Faustinianus*, peuvent être rapportées à des descendants de Vitrasius et d'Annia Faustina. »

« Mais je dois ajouter, ici, pour compléter l'historique de notre Faustine, que Riez ayant été une Colonie Romaine, et cette ville n'étant qu'à deux lieues de Gréoulx, il est vraisemblable que les grands personnages de Rome fréquentèrent des bains qui étaient devenus célèbres par le voisinage de la colonie d'Auguste, colonie qui a été d'une splendeur vraiment impériale, s'il faut en juger par les restes des beaux monuments que Riez possède encore. Il est, de plus, possible que Titus Vitrasius Pollion, qui a été, à ce qu'on dit, lieutenant d'un empereur, à Lyon, ait aussi séjourné à Riez, ce qui nous expliquerait comment Faustine a pu aller à

la connaissons que par ce que nous en dit Jean de Combes, dans son *Traité des Eaux de Gréaux* (1). Il est inutile de dire que la chute de Rome entraîna la ruine de nos bains, et que les siècles de barbarie qui passèrent alors sur le monde, durent effacer jusqu'à la trace de leur existence... Ce ne fut que vers le XIIe siècle que les Templiers, alors possesseurs de vastes domaines, retrouvèrent la source et songèrent, dit-on, à l'utiliser pour leurs propres besoins. Il nous reste, de cette époque, quelques constructions en assez bon état et, entre autres, une

---

Gréoulx. Au reste, puisque cette même Faustine a été assassinée en Achaïe, il faut bien qu'elle ait eu l'amour des voyages, et alors elle aura bien pu venir, de Rome, chercher la santé à des bains qui, depuis longtemps, devaient être très-renommés. »

(Robert. — *Hist. Méd. et Chim. des Eaux de Gréoulx*, p. 9.)

(1) En l'année 1620, feu maistre Carlet nous fit voir une pierre rompue sur le mitan, à laquelle ces paroles estaient gravées et marquées de la sorte :

Balnea vi.....
Corpora san.....

Ce qui me fit d'abord croire que ces fragments estoient le commencement de deux vers que les anciens avaient accoustumé de mettre sur le frontispice des bains qui estoient en grande réputation, comme estoient ceux de Gréoulx, qui tont tels :

Balnea, vina, Venus, corrumpunt corpora sana,
Corpora sana dabunt, Balnea, vina, Venus.

petite porte ogivale servant d'entrée à la *salle des anciens bains* convertie aujourd'hui en bassin de distribution des Eaux. Mais les Templiers, à leur tour, durent abandonner le pays qui, en proie aux désordres et aux guerres civiles, soit par incurie, soit par vengeance, laissa tomber dans un complet oubli la source et l'Etablissement.

Réédifiés vers le commencement du XVe siècle, à peu près vers la même époque que ceux de Digne, les Bains de Gréoulx commencèrent à être employés dans le traitement des maladies chroniques. On lit dans les mémoires du temps qu'une dame Tonio de Glandevès vendit au sieur Carlet, chirurgien à Gréoulx, les eaux-chaudes moyennant la rente annuelle de deux paires de poulets. Les consuls de Gréoulx intervinrent, dans cette vente, pour faire réserve de leurs droits. Nous avons, de cette époque, un des livres les plus curieux que l'on puisse rencontrer; il est intitulé : *Hydrologie ou discours des eaux et, particulièrement, de celles de Gréaux*, par Jean de Combes (Aix, 1645). C'est une compilation; mais elle est bien faite, pleine d'érudition et donne sur les eaux, sur leurs vertus et la manière de les appliquer, des renseignements qui ne dépareraient pas un livre écrit de nos jours. L'auteur termine son travail par une série de quatrains qu'il nomme: Lois thermales. La poésie en est triviale, mais les préceptes sont excellents.

Dès le début, l'Etablissement fut une espèce de ferme où l'on dut loger *à pied et à cheval;* il est devenu, par des accroissements successifs, un immense hôtel qui se ressent bien un peu de son point de départ, mais dont l'ensemble, approprié aux besoins de la clientèle moderne, offre toutes les ressources d'une maison de ce genre. Peu à peu et sur de nombreux succès, s'établit la réputation des Eaux, et cette réputation, qui repose sur une expérience de plusieurs siècles, est trop bien établie pour songer à la discuter ou à l'appuyer sur de nouveaux faits : la description de la source, de son volume, de sa nature, de ses propriétés, donneront une suffisante idée de sa valeur thérapeutique.

A ceux qui s'étonnent de ce que, en plein XIXe siècle, Gréoulx, avec de pareils éléments de succès, n'occupe pas le rang que semblait lui avoir accordé la nature, nous dirons que ce n'est ni dans la valeur de ses eaux, ni dans les conditions qui les entourent qu'il faut en chercher la cause... La fortune a ses mystères, difficiles parfois à sonder ; et peut-être en est-il des Eaux comme des hommes, chez qui la renommée et la gloire ne sont pas toujours en rapport avec le mérite personnel.

Topographie

Gréoulx, petit village des Basses-Alpes, limitrophe du Var, s'élève sur le penchant d'un coteau abrité contre les vents du Nord-Ouest, non-seulement par sa situation, mais encore par une longue chaîne de collines assez élevées qui courent, sur ce point, de l'Est à l'Ouest. Sa position, au centre de la Provence, sur le versant le plus méridional des Alpes, à 43° 48' de latitude et 3° 33' de longitude Est, donne à Gréoulx un climat tempéré que sa topographie particulière rend plus doux, encore, en le mettant à l'abri de ces brusques variations atmosphériques qui désolent notre littoral et tous les points découverts. C'est, même, une particularité très-intéressante à constater que cette immunité relative du bassin de Gréoulx contre la violence du mistral qui vient, en quelque sorte, expirer sur ses bords. La vallée de la Durance semble couper la direction du vent. Ce n'est pas à dire que Gréoulx ne ressente pas les atteintes du mistral ; loin de là ! Quand ce vent passe sur tout le Midi de la France, il est impossible qu'il épargne le moindre petit coin de terre ; son influence se fait sentir ; mais elle est tellement atténuée que l'on peut dire, le jour où la brise est au Nord-Ouest, que c'est un coup de vent dans le voisinage de la mer, et, si cette brise prend, chez nous, le nom de vent, on peut affirmer que c'est une tempête sur les bords du Rhône et ailleurs.

Au pied du mamelon qui supporte le village coule le Verdon, dont les *eaux vertes*, d'une limpidité proverbiale, deviennent, par moments, un des plus forts et des plus redoutables affluents de la Durance. Entouré d'un paysage riant et d'un sol des mieux accidentés, l'œil s'y repose sur de belles montagnes boisées jusqu'au sommet, sur des vallées où la végétation se ressent de la richesse du sol et de la douceur du climat. Le pin d'Alep et le chêne-vert couvrent la plupart de nos collines. L'olivier, le jasmin, le grenadier lui-même, à l'état sauvage, et sous forme de buissons, y bordent les sentiers, pendant que toutes les plantes aromatiques de la zône méridionale, thym, serpolets, romarin, lavandes et aspic mêlent leurs vives senteurs à celles du genêt d'Espagne, des ajoncs et des cystes.

L'établissement thermal situé dans une petite vallée voisine du Verdon, à 350 mètres du niveau de la mer, est entouré d'un parc aux verts ombrages qui ne mesure pas moins de huit ou dix hectares. De vieux arbres séculaires, parmi lesquels circule un large canal d'arrosage, tempèrent les ardeurs de l'été qu'adoucissent, aussi, les brises de la rivière, pendant les heures chaudes de la journée. Quand arrive le soir, c'est-à-dire l'heure où il faut, partout, songer à rentrer, on est tout étonné de n'y trouver aucune trace d'humidité dans l'air. C'est même, là, un phénomène dont la raison est loin de nous être connue. Aucune interprétation ne nous paraît satisfaisante, à moins d'associer l'action de plusieurs causes, parmi lesquelles la présence d'une nappe d'eau thermale sous les terrains de l'avenue serait la principale; en entretenant l'uniformité de température des couches inférieures de l'air, elle neutraliserait les effets du rayonnement nocturne que retarde, toujours, sensiblement, la présence des grands arbres. Quoi qu'il en soit, avant de dire qu'à Gréoulx on peut, impunément, rester dehors le soir, il faut songer aux abus qu'une pareille opinion ne manquerait pas d'entraîner avec elle.

Une particularité non moins précieuse, quoique d'un ordre inférieur, pour les personnes qui aiment le repos de la nuit, et elles sont nombreuses, c'est l'absence absolue des *moustics* qui sont, on le sait, dans le voisinage des lieux humides, une véritable plaie de nos régions méridionales. On peut, sans crainte, laisser, le soir, portes et fenêtres ouvertes, lire dans le lit, si l'on veut, sans qu'aucun de ces insectes vienne jamais incommoder, tandis qu'il n'en est pas, de même, à quelques pas de l'établissement. Serait-ce aux émanations sulfureuses qu'il devrait cette faveur? Nous ne le pensons pas. Nous croyons, plutôt, qu'il la doit aux nuées d'hirondelles qui établissent leurs nids sous le rebord des toits et qui font, pendant tout le jour, une telle consommation de moustics, pour leur alimentation et celle de leurs petits, qu'il n'en reste plus le soir. Ce qui le prouverait, c'est qu'après le départ des hirondelles, vers la fin de septembre, les moustics font leur apparition et prennent leur revanche.

La climatologie dont la médecine moderne fait une brillante application au traitement des maladies de poitrine, trouve dans la situation topographique de Gréoulx des conditions qu'elle ne rencontrerait pas dans beaucoup d'autres stations. Sans parler du précieux adjuvant que peut offrir une source assez heureusement constituée pour remplir la plupart des indications qui ont trait à la guérison des affections des voies respiratoires, les conditions atmosphériques de notre station provençale comparée aux pays de montagne où il faut aller chercher la plupart des sources thermales, sont tellement tempérées, uniformes, stables, qu'on ne saurait trop leur opposer celles que l'on observe dans les régions élevées où les variations de température et de pression barométrique sont si fréquentes et si brusques, d'un moment à l'autre de la journée. Si l'uniformité est une cause d'ennui le malade est assuré de la rencontrer, ici; mais il y trouvera une large compensation dans cette sécurité qui permet de sortir à toute heure, sans avoir à redouter les conséquences de ces refroidissements de la peau auxquels exposent les climats humides et variables, sans avoir à interrompre, sous un motif ou sous un autre, une cure dont les résultats peuvent être, ainsi, compromis. Il serait puéril d'insister sur de pareils avantages.

C'est en vertu de cette même pensée climatologique, que plusieurs praticiens distingués de nos stations hivernales, justement préoccupés de la recherche des situations intermédiaires entre les climats extrêmes où le malade peut arriver sans secousse et attendre l'heure de la rentrée définitive, jetèrent les yeux sur ce point des Basses-Alpes. Son ciel tempéré et d'une régularité incomparable pouvait offrir à leurs malades une douce transition soit qu'ils viennent, à l'approche de l'automne, vers les plages du Midi, soit qu'ils les fuient, au printemps. Cette idée a été développée par le Dr Bennet, de Menton, dans un travail récent publié, en Angleterre, sur le danger des changements subits de climat que favorisent les communications rapides par chemin de fer, cite Gréoulx comme « sa station favorite; il lui consacre le plus pompeux éloge et « en fait l'objet de son choix : Je ne pense pas, « dit-il, que l'on puisse trouver une station intermédiaire plus agréable pour s'arrêter, une quin-

« zaine de jours, sur le chemin du Sud, et en fai-
« sant de même au retour de Menton, Nice ou Cannes, d'Italie ou d'Espagne, de mai à juin ; on neutralise, ainsi, les risques d'un changement trop subit (1). »

Cette même opinion reproduite par divers auteurs se trouve également formulée dans le *Guide pratique aux eaux minérales* par le Dr Constantin James. « J'entre dans ces détails, dit l'auteur, parce que « les malades ne sont pas les seuls à venir réclamer, de Gréoulx, les bénéfices de ses sources minérales. Parmi les familles étrangères qui, du « Nord de l'Europe, se dirigent, chaque année, vers « la Provence, fuyant en automne, les approches « de l'hiver et, au printemps, les premiers feux de « l'été, un grand nombre s'arrêtent et séjournent « quelque temps à ces bains qui deviennent, ainsi, « une sorte de station intermédiaire entre les climats extrêmes. Grâce, en effet, à la longue chaîne de collines qui abritent la vallée contre les « vents du Nord-Ouest....., etc. (2). »

Aux conditions climatériques qui ont fait jeter les yeux sur Gréoulx comme lieu de repos et de transition, pour les malades étrangers au Midi de la France, s'ajoutent, naturellement, les conditions propres à l'Etablissement, au parc qui l'environne,

---

(1) Chronique étrangère, *Union médicale*, septembre 1868.

(2) Const. James, *Guide aux eaux minérales*, p. 178, 1857.

à ses eaux, à son organisation médicale et, surtout, aux facilités d'accès dont il est doté, depuis la création du chemin de fer de la Durance, auxquelles il faut encore ajouter un bureau de télégraphe.

Promenades et Excursions

La promenade et l'exercice au grand air font partie de la vie aux Eaux. Ils sont un moyen d'hygiène complémentaire qui prend, parfois, les proportions d'un agent thérapeutique et qu'il ne faut négliger, dans aucun cas. Dans beaucoup de stations, l'altitude, seule, s'oppose aux promenades prolongées ; l'exercice y détermine des fatigues auxquelles il est prudent de soustraire le malade ; dans d'autres, la topographie montagneuse nécessite des efforts musculaires qui ne sont pas à la portée de tout le monde. On y rencontre, surtout, des variations atmosphériques telles, d'une heure à l'autre de la journée, qu'il faut se prémunir, sans cesse, contre les inconvénients connus de ces brusques changements. Ici, rien de semblable ; tout semble, au contraire, convier à cette existence en plein air. La pression barométrique moyenne est en rapport avec le peu d'altitude des lieux et avec la fixité de température. On peut, impunément, se livrer aux promenades les plus lointaines, sans aucune surprise, et surtout, proportionner l'effort au degré d'énergie musculaire. En plaine ou sur coteaux, à pied, à cheval, en voiture, la canne ou le fusil en main, elle peut varier selon le goût et les ressources de celui qui s'y livre. Les chasses, la pêche, les explorations botaniques, géologiques, archéologiques, même, sont les stimulants naturels qui invitent au mouvement et les environs de Gréoulx offrent un aliment à chacune de ces spécialités. Un parc spacieux et des ombrages variés favorisent la vie au contact de l'air et de la lumière, même aux heures chaudes de la journée, et permettent la circulation bien avant que le soleil, baissant à l'horizon, autorise les courses lointaines.

Les environs de l'Etablissement offrent de nombreux sites à visiter. Ce sont, pour la plupart, de jolies propriétés, décorées du nom de château, qui servent de but aux promenades ordinaires : ici de frais ombrages, là un point de vue, plus loin, un lieu élevé où l'on va respirer l'air pur et aromatisé de la montagne. Parmi les plus rapprochés, les *grottes préhistoriques*, nouvellement découvertes, offrent un intérêt particulier (1). Dans un péri-

---

(1) Les grottes de Gréoulx explorées, pour la première fois, il y a quelques années, à peine, renferment de nombreuses traces d'occupation ancienne. On y rencontre tous les instruments et les outils de l'âge de pierre. Parmi les objets recueillis sont des silex taillés, des haches polies, des poinçons en corne de cerf, de nombreux fragments de vases à pâte noire et à grains blancs, faits à la main et mal cuits ; quelques-uns, assez bien conservés, portent les traces du feu. Un squelette trouvé à l'entrée d'une de ces grottes avait, à ses côtés, plusieurs couteaux en silex ; un autre re-

mètre plus éloigné, s'échelonnent de petits villages : Gréoulx surmonté de son château des Templiers, Saint-Jullien sur un rocher en pain de sucre, Saint-Martin au pied de sa tour, Allemagne entre ses deux châteaux sont autant de motifs à excursions. Dans le nombre, Manosque et Riez présentent toutes les ressources des petites villes ; cette dernière est renommée pour ses ruines romaines. Le pays qu'on parcourt, sans offrir à l'œil le grandiose et l'imposant aspect des régions franchement montagneuses, est encore assez accidenté pour justifier son titre des Basses-Alpes ; il possède une physionomie qui lui est propre et qui plaît tout d'abord; on s'y sent à l'aise sous un ciel toujours riant et au contact de cette brise aromatisée qui descend de

---

tiré des parties profondes, portait fibule et bracelet en bronze. Elles n'étaient, d'ailleurs, habitées que dans leur partie éclairée où se trouvent des traces de foyers et des os, restes de repas ; un mur fermait les parties profondes qui servirent de lieu de sépulture.

Le nombre de ces grottes est considérable ; elles s'étendent, sous le village où plusieurs des maisons ont, pour caves, des entrées de galeries. Toutes ont été habitées ; il est donc permis de dire qu'il y avait là une station préhistorique des plus importantes et que le village, construit sur l'emplacement même des grottes, serait la continuation de la station primitive ; la race actuelle une filiation, plus ou moins directe, des premières générations qui répandues sur les bords du Verdon et de la Durance ont dû concourir à la fondation de Riez, bien antérieure, dit-on, à celle de Marseille.

chaque coteau, que vous envoie chaque buisson. Parmi les sites les plus pittoresques, et le nombre en est grand, il en est quelques-uns que la nature semble avoir pris un soin tout particulier à dérober à nos regards, en les plaçant dans les vallées les plus solitaires ou au fond de véritables déserts! Ce sont, cependant, les plus remarquables et peut-être tirent-ils de ces contrastes leurs plus beaux effets. Citons, en première ligne, *Moustiers* et *Fontaine-l'Evêque,* comme les deux merveilles de notre région ; mais ajoutons que la distance est assez forte pour nécessiter le sacrifice d'une journée entière à l'une ou à l'autre de ces courses.

Dans aucun cas, on ne saurait aller à Riez sans pousser jusqu'à Moustiers. Moustiers vaut, à lui seul, le voyage de Gréoulx! On va, dans les Pyrénées, en Savoie, en Auvergne, visiter des sites qui, certes, ne valent pas celui-là. Comme ville ancienne et comme intérêt archéologique, Moustiers est plein de souvenirs : ses faïences ont une réputation connue de tous; son église romane du XIIe siècle est un remarquable morceau d'architecture. Comme site, Moustiers n'a peut-être pas son égal, en France ; en ce sens, que sa nature méridionale, sa montagne nue et aride, ses grands rochers aux lignes découpées, aux teintes multicolores, à travers lesquels se jouent les grandes ombres, devant une verte vallée aux perspectives sans fin, donnent à ce panorama un grandiose que l'on peut rencontrer ailleurs ; mais ce que l'on n'y rencontre pas, c'est cet aspect sauvage et désolé, sous un ciel et une lumière dignes de l'Orient. Pour nous, méridionaux, dont l'œil est blasé aux grands effets de nos paysages provençaux, Moustiers est, encore, une merveille d'étonnement ; à plus forte raison pour ceux qui viennent du Nord et qui ne connaissent de notre Midi que des sites réduits ou des horizons brûlés.

Le nom de Moustiers (*monasterium, monsterium*) indique son origine : la variété des légendes, l'incertitude des historiens sur le compte de cette vieille cité, laissent le champ libre à l'imagination... Une chaîne en fer reliant le sommet de deux montagnes, vœu qui remonte aux Croisades ; un clocher qui, depuis la même époque, s'agite et oscille sous son beffroi ; une ville, presque tous les jours emportée par ses ruisseaux ; de nombreuses fabriques de poteries fines et de faïences... Voilà, certes, plus qu'il n'en faut pour pousser vers Moustiers des cohortes de touristes qui pourront admirer là tous les contrastes d'une nature, à la fois, terrible et grandiose.

La constitution géologique du sol se ressent, en effet, des profonds bouleversements qu'il a subis... Bâtie sur un terrain marneux et dans le voisinage des carrières d'argile qui alimentent ses fabriques, la ville est dominée, à plusieurs centaines de mètres, par d'énormes rochers taillés à pic et séparés entre eux par des crevasses nombreuses. Cette immense muraille, que l'on peut suivre jusque sur les bords du Verdon, est formée d'un calcaire irrégulièrement stratifié (1); on y voit, sur plusieurs

---

(1) Calcaire à dicérates. (*Scip. Gras.*)

points, divers conglomérats réunis par un ciment argileux dont la désagrégation lente et successive paraît avoir fortement contribué à donner au pays sa physionomie sauvage et dévastée.

Fontaine-l'Evêque est, après Moustiers, le point le plus fréquenté par les visiteurs. On compare sa source à celle de Vaucluse. C'est un site charmant que l'on vient voir de fort loin, mais qui, sous aucun rapport, ne peut offrir l'intérêt d'une course à Moustiers. Là était, autrefois, le *Sorpius* des Latins, aujourd'hui *Sorps*.

Géologie

La petite vallée où sont situés les Bains de Gréoulx est creusée dans des *marnes bleues* et dans des *calcaires jaunâtres* alternant ensemble et appartenant à l'étage moyen du terrain *néocomien;* ces couches occupent une position inclinée et contiennent, sur divers points, des débris organiques fossiles très-caractéristiques de cet étage géologique. Ces débris, en général assez mal conservés, appartiennent aux genres *Ostrea*, *Terebratula*, *Ammonites*, *Toxaster*, *Rhynchonella*, etc., et à quelques Polypiers indéterminés.

La source thermale sort immédiatement du *calcaire néocomien* par une fissure dont la direction est à peu près N. — 25° — E... Mais, afin de l'isoler du dépôt d'alluvion qui forme en cet endroit une forte épaisseur, un puits en maçonnerie, de construction ancienne, la saisit à son point d'émergence et l'élève jusqu'au niveau du sol d'où elle se distribue dans les canaux de l'Etablissement thermal.

Vers le Sud-Ouest, dans les parties ravinées qui débouchent vers Aurabelle, apparaît, tout à coup, et sur un très-court espace, le terrain oxfordien caractérisé par les *Ammonites biplex et tortisulcatus* associées à un très-grand nombre de *Rhyncoteutis* ou becs de seiches, appartenant à deux espèces bien distinctes,

Au Nord de Gréoulx le terrain néocomien (1) disparaît sous le terrain tertiaire qui recouvre, en couches plus ou moins horizontales, tous les sommets voisins. L'aspect général du pays est assez curieux : il est constitué par un ensemble de collines boisées, séparées entre elles par de petites vallées ou des ravins quelquefois très-profonds. Du haut d'un de ces coteaux et aussi loin que la vue peut s'étendre, on aperçoit tous les sommets à égale hauteur, ce qui semble indiquer, sur ce point, l'existence d'une ancienne plaine aujourd'hui ravinée par les eaux pluviales et les principaux cours d'eau qui la traversent. Il est facile de reconnaître, dans la stratification des couches, des dépôts alluviens dont l'épaisseur est, sur certains points, de plus de 300 mètres. Ces dépôts sont formés de ter-

(1) La plupart des couches de ce *calcaire néocomien* fournissent une pierre à chaux hydraulique d'excellente qualité, dont on a fait usage dans toutes les constructions de l'Etablissement thermal.

rains secondaires et tertiaires : ce sont des poudingues, des marnes argileuses et des grès à ciment calcaire. Les noyaux roulés qui constituent les poudingues sont en général calcaires et paraissent appartenir, en partie, aux *terrains d'eau douce* de la Provence ; on y rencontre aussi des grès de diverses espèces, quelques silex, des quartz compactes, réunis entre eux par un ciment argilo-sablonneux de consistance variable.

Quand on examine cette formation, depuis le fond des ravins jusqu'au niveau des sommets, on ne constate aucun ordre régulier dans la succession des couches dont les éléments sont disséminés à peu près à toutes les hauteurs. Ses limites naturelles sont, à l'Ouest, le grès vert et le terrain tertiaire moyen sur lequel elle s'appuie, sur toute la rive droite de la Durance, depuis Volonne jusqu'à St-Paul ; au Nord et à l'Est, la ligne sinueuse et irrégulière des montagnes secondaires qui de Thoard descendent vers Digne, Mezel et Moustiers, contournant au sud les collines qui bordent la rive gauche du Verdon, jusqu'à son embouchure et même plus bas. Elle est sensiblement inclinée vers le sud et paraît avoir subi un soulèvement qui aurait été le point de départ de l'action ravinante des eaux, sur toute l'étendue de sa surface où se promènent aujourd'hui, entre autres cours d'eau, la Durance, Asse, Bléonne et Verdon.

L'opinion qui attribue la formation de la *Crau* aux alluvions de la Durance repoussées et nivelées par les flots de la mer, est la seule admissible, la seule qui puisse nous expliquer, dans des conditions analogues et antérieures, la formation de notre *crau montagneuse*, ravinée à la suite des soulèvements.

Parmi les plus singuliers accidents de terrains auxquels l'action des ravinements ait ainsi donné lieu, nous ne pouvons manquer de citer ceux des Mées : les escarpements qui limitent cette vallée ont été formés, en effet, par la désagrégation lente de poudingues, à ciment très-consistant, dont les parties les plus dures, ayant seules été respectées, se trouvent découpées sous les aspects les plus variés ; celles qui sont restées debout et disséminées tout le long de la vallée, y forment les plus singulières enfilades de pics, d'aiguilles ou de pyramides ruinées, dont la vue est tout à fait pittoresque.

Gisement géologique de la source

Telles sont les conditions générales des terrains qui avoisinent Gréoulx! Quant au gisement même de la source qui n'est guère apparente qu'à ses points d'émergence c'est, en quelque sorte, au hasard que nous devons sa connaissance ou, si l'on préfère, à des déductions tirées de quelques faits particuliers, en apparence, étrangers à la question.

Il s'agissait, en ce moment, de recherches archéologiques dans nos grottes préhistoriques ; voici ce que nos explorations souterraines nous ont appris :

Le Verdon, dans sa direction de l'Est à l'Ouest, est, depuis sa source, presque constamment encaissé entre des montagnes taillées à pic, comme dans une immense faille du terrain jurassique, jusqu'aux environs de Gréoulx où cette coupure traverse le néocomien. Ce n'est qu'au dessous du village que la rivière quitte ses rives escarpées pour prendre une vallée qui l'accompagne jusqu'à la Durance.

Le Verdon reçoit à Gréoulx, perpendiculairement à son cours, le petit ruisseau *Paradis*; les deux vallées se coupent, donc, à angle droit. La vallée paradis, ou vallon des bains, est formée par un double soulèvement des couches néocomiennes brisées au fond de la vallée. Ces couches forment, d'un côté, la colline qui supporte le village, de l'autre une rangée de mamelons qui vont se perdre sous de plus hauts sommets. Des deux côtés les couches, dressées à l'Ouest, s'enfoncent vers l'Est, sous un angle d'environ 35 degrès, dérobées bientôt sous le diluvium ancien qui recouvre toutes les hauteurs, depuis Mirabeau jusqu'à Digne.

La colline sur laquelle repose le village de Gréoulx, coté droit de la vallée des bains, se dirige vers le Verdon qui la coupe perpendiculairement, à une assez grande hauteur. C'est comme une muraille sur laquelle, quand on se place dans le lit de la rivière, l'œil suit facilement la direction des couches inclinées. Dans l'une de ces couches, qui sort au niveau de l'eau, pour s'élever vers l'Ouest et aller se perdre ensuite sous le village, on remarque, de distance en distance, des ouvertures arrondies, en forme de grottes. Ce sont les entrées d'autant de galeries dont la direction générale, dans le plan incliné du rocher, serait, à peu près, du Sud-Ouest au Nord-Est. Ces entrées ne sont pas toutes connues, la plupart étant obstruées par des éboulements de terre; mais, elles sont assez nombreuses et continuent au-dessous du village où plusieurs des maisons construites dans la direction de ce banc de rocher ont pour caves des entrées de galeries. Quand on les suit à l'intérieur du sol, ces galeries se réunissent, se séparent, se bifurquent et forment un véritable réseau, encore peu exploré. Leurs dimensions, d'un mètre environ de large sur deux ou trois de haut, varient depuis la forme d'une chambre jusqu'à celle d'un simple boyau. Toutes conservent la disposition généralement elliptique. Elles contiennent une sorte de terreau assez abondant pour les obstruer sur certains points.

Quand on examine cette configuration des galeries, dans toutes leurs parties accessibles, il ne peut venir à l'idée de personne qu'elles aient été creusées de main d'homme. Leur forme ogivale, à parois polies, quoique délitescentes, porte tout naturellement à croire qu'elles sont l'œuvre des eaux. Mais quelles eaux? Ce n'est pas par le frottement des sables et des graviers que se sont usées les parois, il n'y a qu'une action lentement corrosive qui ait pu ronger la roche. Les eaux sulfureuses produisent, tous les jours, ce phénomène sous nos yeux, dans les canaux de déversement des eaux à la rivière ; c'est, même, ainsi que se forment nos boues minérales, par le sable qui se délite de la voûte et se mêle aux barégines. Ce serait donc aux eaux thermales que l'on devrait ces galeries. Cette action a dû se produire bien plus énergiquement sur les sédiments calcaires de la période néocomienne, quand la constitution chimique des eaux, leur température et leur volume étaient bien supérieurs à ce qu'ils sont aujourd'hui.

C'est, actuellement, au fond de la vallée, au point de rupture des couches, que viennent sourdre les eaux minérales.

En reconstituant, par la pensée, le terrain tel qu'il fut au temps de sa formation, c'est-à-dire, en replaçant horizontalement les assises qui forment les deux côtés de la vallée, on voit, tout de suite, que les eaux thermales, suivaient leur cours à travers les galeries souterraines, quand ces galeries n'avaient pas été interrompues par la dislocation du sol. Quelle était, alors, la direction de ces canaux, leur nombre, leurs dimensions? Rien ne pourrait nous en donner une idée, si nous n'avions sous les yeux du côté droit de la vallée, et, par déduction, du côté gauche, la révélation exacte de l'état des lieux, avant l'impulsion souterraine qui leur donna la configuration actuelle. La nature a pris soin de mettre à sec et de soulever, à notre portée, un échantillon du travail souterrain des eaux.

Nous avons dit que ces galeries pendaient toutes vers la direction du Nord-Est qui est celle de l'établissement thermal. Nous le savons puisqu'il nous a été donné de les suivre, sur une longueur de près de 80 à 100 mètres, dans un déblaiement qui a été fait jusqu'à cette profondeur. Nous avons pu constater encore leur direction par des révélations fortuites de sondages pratiqués sur divers points, dans un tout autre but. La villa Billet, par exemple, mit à nu, dans ses fondations, une de ces galeries que l'on utilisa en y déversant, plus tard, les eaux potagères. Plus loin, M. Jouvin creusant un puits, à la recherche d'eau potable, tomba sur une de ces excavations souterraines, à moitié pleine d'une eau saumâtre et stagnante devant laquelle il fallut abandonner les recherches. Plus bas, un puits creusé dans la propriété Roux, au bord du canal, aujourd'hui comblé, fut abandonné parce qu'il ne tenait pas l'eau qu'on y jetait. Enfin, au fond du vallon, pendant qu'on établissait les fondations du mur de soutènement, chez M. Chauvasaignes, une galerie fut ouverte dans laquelle on déversa les eaux du du ruisseau qui gênaient pour la construction, jusqu'au jour où la muraille fut établie sur son orifice même. Il est donc, évident, que toute cette pente est sillonnée par ces conduits souterrains, jusqu'au contact du soulèvement qui forme l'autre côté de la vallée. Et comme, des deux côtés, les couches de terrain sont identiques, il est hors de doute que, dans l'épaisseur du même banc de rocher, se retrouvent les mêmes galeries. Mais, puisque c'est à gauche que git la source thermale dont les infiltrations se font jour tout le long du ruisseau, il est, à peu près, certain que c'est par ces galeries que, de tout temps, les eaux sont arrivées.

Nous en avons la preuve matérielle dans l'existence et dans la position de nos diverses sources thermales connues. La source Gravier, la plus anciennement utilisée, telle que la captèrent les Romains, sort du rocher avec impétuosité, par une large ouverture, sur laquelle fut assis, suivant l'usage de l'époque, un tube en maçonnerie reposant sur une rondelle de bois. Ce tube, établi dans le terrain d'alluvion où bouillonnaient les eaux chaudes, était destiné à les amener au niveau du sol. Il a cinq mètres de haut et ne donne à son orifice supérieur qu'une faible portion de l'eau qui traverse sa base. Cette déperdition du puits forme, en amont de la source, une nappe d'eau dont les infiltrations se montrent dans le ruisseau *Paradis*, pendant qu'une partie est reprise pour alimenter la vieille piscine, à la température de 31°. C'est, en même temps, par le fait de cette nappe d'eau, et de la compression qu'elle exerce sur les déperditions de la base, que la source s'élève dans l'établissement à un niveau commandé par celui du ravin, de telle sorte que si l'on voulait élever, de quelques centimètres, seulement, l'orifice du puits, il ne monterait plus une seule goutte d'eau, celle-ci trouvant, dans le lit du ruisseau, un écoulement plus facile.

La même preuve nous est fournie par la source Guibert découverte autour de l'année 1836. M. Guibert, ayant remarqué des traces d'eaux thermales dans le ravin *Paradis,* conclut à l'existence d'une nappe d'eau souterraine et eut l'idée de creuser un puits sur les couches superficielles du calcaire pour atteindre la nappe d'eau qu'il croyait au-dessous. Vers dix à douze mètres, l'aiguille du mineur plongea tout à coup et l'eau chaude jaillit avec force. Pendant qu'il s'occupait à élargir l'ouverture, l'ouvrier fut obligé de fuir, en toute hâte, devant l'irruption d'un flot thermal qui provenait sans doute d'une galerie éventrée. Mais l'eau ne s'élança guère que d'un mètre ou deux dans le puits et il fallut établir une machine à vapeur pour la monter. Elle était, d'abord, froide et s'échauffait à mesure qu'on en puisait sans jamais atteindre les 36° qu'accusait alors M. Gravier, chez lui (1). Une autre

(1) Là commence, entre M. Gravier, pair de France, et M. Guibert, son voisin, une mémorable lutte suivie d'un procès qui eut, alors, un grand retentissement puisqu'il contribua, par les jugements rendus, à asseoir la législation thermale telle qu'elle nous régit, encore, aujourd'hui. Parmi les épisodes de cette lutte acharnée, nous voyons M. Gravier ne pas craindre de porter, sur sa source, une main aveugle pour enlever l'eau à son concurrent. Il construit, à cet effet, un canal de fuite, en avant de sa source, et perce son puits d'un large trou armé d'une écluse qu'il peut ouvrir ou fermer à volonté. L'écluse ouverte, l'écoulement s'opère et M. Guibert n'a plus d'eau; mais comme M. Gravier n'en a pas davantage, puisque l'eau est de deux mètres en contre-bas de ses baignoires, il est bientôt forcé de refermer sa soupape. Il acquiert, alors, un terrain voisin du puits Guibert, y creuse une galerie en contre-bas du canal d'arrosage et noie, dans l'eau froide, la source chaude. Il est inutile de dire que ces procédés furent condamnés et que M. Guibert resta maître de la situation. Mais, par une succession de causes étrangères à la question, son Etablissement, créé à grands frais, ne fonctionna jamais... Le point important pour nous, dans cette affaire, c'est la constatation d'un rapport de niveau entre les deux sources, non par le fait de la nappe d'eau extérieure dont l'existence est incontestable, mais par une communication non moins évidente, entre les galeries d'origine, comme le démontrent l'ap-

galerie fut découverte, pendant les travaux de plantation de l'avenue, au niveau de l'escalier qui donne accès sur la première terrasse du parc. Les ouvriers qui défonçaient le sol firent jaillir du rocher une source chaude qu'ils s'empressèrent de refermer. Elle parut au milieu de substructions romaines qui permettraient de supposer qu'il y avait eu là un Etablissement de bains. C'est là en effet, que furent trouvés des fragments de baignoires, des bassins en ciment, deux conques en marbre rouge

---

parition brusque de la source Guibert et son abaissement ou son élévation suivant qu'on donne ou qu'on enlève à la source Gravier ses facilités d'écoulement.

Cette soupape, établie à mi-hauteur de l'ancien puits romain, a rendu de nombreux services, quand il s'est agi de construire la grande piscine et de toucher au sol des cabinets de bains, en permettant de tarir la nappe d'eau dans laquelle on avait à travailler. Elle me permit aussi de plonger dans la source et de me rendre, personnellement, compte de son mode de captage. Mais, l'obligation de mettre et d'enlever les eaux, à diverses reprises, pour essayer la solidité des constructions, finit par amener un très-grave accident. Les Eaux qui mettaient, ordinairement, 24 heures à remplir les terrains voisins et à reconstituer la nappe, s'attardèrent de plus en plus, dans leur ascension, jusqu'au jour où, les travaux étant finis, on s'aperçut qu'elles ne montaient plus, du tout; c'est-à-dire que, au bout de cinq à six jours, elles arrivaient à 8 où 10 centimètres au-dessous du point d'émergence habituel et y restaient stationnaires. Devant la gravité de la situation nous cherchâmes à nous rendre compte de ce qui se passait et nous fûmes assez heureux, sous la conduite de l'ancien maçon de M. Gravier, pour en trouver la cause.

dont l'une sert de fontaine à la salle de boisson, et l'autre de bénitier, à la chapelle, ainsi que la tête en marbre qui forme griffon et une inscription latine. Plus bas dans la vallée, les anciens du pays racontent qu'il y avait autrefois des pertes d'Eau thermale sur l'emplacement qu'occupent les enrochements destinés à protéger, dans le Verdon, la prise du moulin. D'autres affirment avoir entendu dire qu'il existait des sources chaudes, dans le lit même de la rivière, sans pouvoir en préciser le point. Ces

---

Quand celui-ci, pour faire une saignée à son puits, avait creusé son canal d'écoulement, il avait été obligé de couper un banc de rocher et de vieilles constructions qui séparaient la source de l'emplacement où furent, plus tard, creusées les douches. Mais ce rocher était le barrage naturel qui coupe la vallée en aval du puits et maintient la nappe d'eau. Il arriva que les fréquentes inégalités de pression occasionnées par l'élévation et l'abaissement répétés des eaux, finirent par élargir certains orifices de fuite, à tel point que l'eau arrivée à une certaine hauteur ne put plus aller au-delà. Le mal étant connu, le remède fut promptement appliqué : un mur en ciment, avec ouverture à sa base, reconstitua le barrage ; quand ce mur fut sec, on en ferma l'ouverture et l'eau s'accumulant autour du puits, exerça, elle-même, sa pression sur les fuites et reflua avec abondance vers toutes les parties de l'Etablissement. On put constater, tout de suite, un volume d'eau plus considérable que par le passé et, en même temps, une température de 36° 50 qui est celle de l'eau à la base du puits. Malheureusement, cela ne dura que quelques jours ; le volume et la température retombèrent rapidement à leur état ancien.

dernières affirmations auraient besoin d'être contrôlées, car, il est peu probable que le redressement des couches vers le Sud permette aux Eaux thermales d'arriver jusque sur les bords du Verdon; il semblerait plutôt devoir concentrer la source vers le cul-de-sac que forme la vallée, dans le voisinage de l'Etablissement.

Ainsi, donc, l'interruption des couches calcaires par la cassure qui a formé la vallée des bains; leur soulèvement, uniforme et suivant le même angle, des deux côtés; l'existence de galeries complétement étanches sur le versant droit, correspondant à des galeries, entièrement pleines, sur le versant gauche, parcourant les unes et les autres, le même banc de rocher, donnent la certitude que les galeries, aux temps géologiques anciens, étaient sur un même plan et que les Eaux thermales qui, par le fait de la configuration actuelle, viennent sourdre au fond de la vallée, comme dans une faille, s'écoulaient librement, d'un côté à l'autre, quand les couches étaient horizontales. De plus, l'abondance probable du courant thermal actuel, si nous en jugeons par ce qui nous est connu, expliquerait, suffisamment, celle de ce même courant dans les temps anciens et, par conséquent, le nombre et les dimensions des galeries que nous observons.

Quoi qu'il en soit de son importance, dans le passé ou dans le présent, la source de Gréoulx se fait jour à travers un banc de rocher que l'on peut considérer comme situé vers le milieu de l'étage moyen du terrain néocomien; elle s'éloigne, par conséquent, de cette limite inférieure qui vers le bas de la vallée repose sur l'oxfordien où n'apparaît aucune trace d'eaux minérales ; ce qui détruit, ici, l'hypothèse que les Eaux thermales se montrent toujours au contact de deux terrains différents.

Quant à la provenance souterraine de ces Eaux, il est bien évident qu'elle nous est indiquée par l'inclinaison du sol qui s'abaisse régulièrement du Sud-Ouest vers le Nord-Est. C'est donc du Nord-Est et sur un angle d'environ 35°, que ces eaux arrivent des profondeurs du sol à sa surface. En supposant que cette inclinaison fût régulière et continue, ce qui n'est guère probable, il ne serait pas difficile de calculer la distance qu'il leur a fallu parcourir pour arriver à nous, avec leurs 37° de calorique. Toutefois, cette direction vers le Nord-Est étant, d'une manière générale, celle de Digne, il ne serait pas impossible d'admettre que les eaux de Digne et celles de Gréoulx aient la même origine. Cette confirmation apparente de l'opinion vulgaire qui donne aux eaux de Digne, de Gréoulx, d'Aix-en Provence, et des Camoins, un même foyer commun avec une différence, dans la température, à mesure qu'elles s'éloignent davantage de ce lieu d'origine, serait, tout au plus, exacte pour les deux premières sources. Quant à Aix, dont les Eaux chaudes, ne sont pas sulfureuses et celles des Camoins qui sont froides et accidentelles, elles n'ont bien entendu, aucun lien de parenté avec les nôtres.

Deux points importants découlent de cette étude : c'est, d'abord, l'opportunité qu'il y aurait, malgré l'énorme volume de la source à capter exactement la partie que les Romains utilisaient. On aurait la certitude, en évitant les déperditions à la base du puits, d'élever de deux degrés la température des Eaux; ce qui ne serait pas à dédaigner dans une bonne réorganisation des douches. Cette source étant de plusieurs mille litres à la minute serait plus que suffisante pour les besoins d'un Etablissement de premier ordre. Mais, ensuite, cette étude semble faire naître une autre pensée, dont l'importance n'échappera à personne, c'est que la particularité de canalisation que nous avons constatée à Gréoulx, n'est sans doute pas un fait isolé et que cette lente érosion des couches aux temps géologiques est, peut-être, la loi de gisement des sources thermales, dans les terrains sédimentaires, au moins. Si le fait est constant, on pourrait, d'après l'existence et le nombre de galeries visibles, étant connue la direction des couches, affirmer la présence et la situation d'un courant d'Eau minérale. Ce serait, sans aucun doute, un très-grand danger pour beaucoup de sources que cette révélation de leur marche souterraine. A Gréoulx, par exemple, la source peut être attaquée sur toute la rive gauche du ruisseau *Paradis;* elle est vulnérable partout où l'on voudra ouvrir une tranchée ou courir les chances de quelques coups de sonde. On pourrait donc, *avec connaissance de cause*, faire aujourd'hui ce que le hasard fit faire dans le temps à M. Guibert. Mais ce cri d'alarme est, de ma part, tout à fait platonique et ne portera l'inquiétude dans aucun esprit. Le propriétaire des Eaux de

Gréoulx possède, autour de la source, beaucoup plus de terrain qu'il n'en faudrait pour la défendre contre un coup de main et, quelles que soient les tentatives, son Etablissement est situé de manière à lui assurer, toujours, le dernier mot, dans une lutte qui s'engagerait sur ce terrain. Il est, malheureusement, beaucoup de sources dont on ne pourrait pas dire autant si cessait, tout à coup, la protection dont la loi les couvre.

Etablissement thermal

Le XVIe siècle nous a laissé sur l'installation des bains de *Gréaux*, comme on les appelait, alors, des notions qui ne nous donnent pas une très-haute idée du confort à cette époque. Il y est question d'une piscine commune creusée dans les argiles qui avoisinent la source. Un siècle plus tard, Jean de Combes nous parle de la faculté qu'ont les frileux de se baigner *à la source de la fontaine* qui est plus chaude ; ce qui laisse supposer qu'il y en avait d'autres. Il est peu probable qu'à cette époque fussent connus les *anciens bains* que l'on considère comme d'origine romaine. Ils n'auraient été découverts qu'au moment où furent creusées les fondations du corps-de logis sous lequel ils se trouvent situés. Ces anciens bains dont il ne nous reste plus que trois cabinets sont de petites piscines en maçonnerie où l'on descend par quelques marches. Elles étaient encore utilisées il y a 25 à 30 ans par les malades qui recherchaient les parties les moins aérées de l'Etablissement; l'une d'elle servait de réservoir aux boues minérales.

Les premières baignoires en marbre datent, à Gréoulx, du commencement du siècle et furent dues à l'initiative de M. Gravier qui a été le créateur de toutes les constructions dont l'ensemble forme l'Etablissement actuel. Ce n'est que longtemps après que furent créées les douches et, successivement, les améliorations qui ont accompagné cette station dans les diverses étapes qu'elle a parcourues pour arriver jusqu'à nos jours. Mais, aussi loin que remonte la tradition, en y comprenant, même, l'époque romaine, on retrouve, toujours, les bains en contre-bas du sol; et il ne pouvait en être autrement, puisque le niveau de captage, aux temps anciens comme aujourd'hui, était imposé par le niveau du ravin. Cette position ingrate n'a jamais permis de sortir les bains de leur emplacement primitif; aussi résulte-t-il de ce perpétuel remaniement sur place, cette contrainte qu'imposent les vieux édifices si préjudiciable aux développements et aux améliorations qu'ils réclament. Toutefois, cette obligation de descendre quelques marches de plus pour arriver aux bains est largement compensée par le voisinage immédiat de la source et par l'avantage qu'ont les malades de n'avoir à traverser, dans leur trajet, que les corridors de l'hôtel. Cet hôtel se compose d'un avant-corps, orné de deux ailes, et d'une immense construction qui se prolonge en arrière, sous la forme d'un carré-long. Au rez-de-chaussée se trouvent les bureaux de l'administration, les salons, le cercle, le café, le restaurant; les étages supérieurs sont exclusivement réservés, à l'exception d'une chapelle, au logement des malades.

Au-dessous du sol et dans le voisinage immédiat de la source, est l'Etablissement thermal, proprement dit, composé de diverses galeries où se distribuent les Eaux. Dix-huit baignoires en marbre blanc, disposées dans autant de cabinets propres et bien éclairés; trois piscines dont une pour la natation; onze cabinets de douches; tels sont les éléments qui constituent le service médical. Quant aux salles de *pulvérisation* qui sont au nombre de nos desiderata, nous y suppléons par les appareils portatifs de M. Salle Girons. Nous trouvons à cette pratique l'avantage de pouvoir appliquer le remède, à volonté, soit dans le milieu thermal, soit au-dehors.

Source et nature des Eaux

L'Eau thermale sort du rocher à une profondeur de six mètres environ au-dessous du niveau du sol. Elle se perdait au milieu des couches d'alluvion composées, sur ce point, de sables et de cailloux roulés, quand les Romains eurent l'idée de la capter, à l'aide d'un puits en maçonnerie établi sur son point d'émergence; mais ce puits, mal assis sur un cercle en bois qui lui sert de base et sur ce terrain perméable, laisse passer une telle quantité d'Eau que tous les terrains du voisinage en sont profondément imbibés. Il existe, donc, autour de ce puits une véritable nappe d'eau dont le niveau est fixé, d'une part, par l'orifice supérieur du puits, de l'autre, par le sol du petit ravin qui longe les murs de l'Etablissement où l'on voit, de distance en distance, de nombreuses infiltrations. Ces déperditions n'ont d'autre inconvénient que de faire perdre à l'Eau près de deux degrés de calorique, car son volume est assez considérable pour alimenter d'une manière continue toutes les parties de l'Etablissement. Son débit, dans la part qu'on a pu doser, est de 1200 litres par seconde, invariable en tout temps et en toute saison. Sa température est, dans la baignoire, de 35 degrés. Elle est d'une limpidité parfaite et d'un aspect légèrement bleuâtre, quand elle est réunie en grande masse. Voisine de la température du sang, elle procure une sensation de douce chaleur chez l'individu à l'état normal ; mais, cette sensation varie, avec le sujet, suivant le degré d'innervation des surfaces cutanées, suivant leurs conditions thermométriques. Onctueuse au toucher, elle laisse à la peau une souplesse qui persiste, longtemps, encore, après l'immersion ; sa saveur est fade et légèrement salée ; son odeur est celle de l'hydrogène sulfuré, mais un autre gaz en altère évidemment le caractère.

Voici l'analyse de ces Eaux donnée, il y a quelques années, par le docteur Grange, de Paris, et contrôlée par le professeur Chatin, à laquelle, je puis ajouter les résultats fournis par la sulfhydrométrie sur place.

1,000 grammes, ou un litre d'eau, donnent :

Acide sulfhydrique	0,00157	
Azote	Traces.	
Résidu salin à 100°	2,610	
» au rouge faible . .	2,380	
Sels solubles dans l'eau alcoolisée, S. V.	2,050	2,619
Sels insolubles	0,360	
Matières organiques	0,209	

Sels solubles.

Sulfure de calcium	0,050	
Chlorure de sodium	1,541	
» de magnesium . . .	0,195	
Sulfate de soude	0,150	2,059
Silice	0,010	
Alumine	0,049	
Iodure et bromure de sodium .	0,064	

Sels insolubles dans l'eau alcoolisée.

Carbonate de chaux	0,155	
« de magnésie . . .	0,059	0,370
Sulfate de chaux	0,156	

« La simple énumération de leurs principes constitutifs démontre de quelle puissance doivent être douées des Eaux qui réunissent, à la fois, les propriétés thérapeutiques des sulfures, celles des bromures et des iodures, et enfin celles des sels de soude et de magnésie. La proportion d'iode y est surtout considérable (1).» Rangées dans la classe des Eaux *sulfurées-calciques*, elles y occupent, sinon le premier rang, au moins une place remarquable par la richesse et la variété de leurs éléments minéralisateurs.

Nous avons dit que cette source est tellement abondante, que l'eau, n'étant retenue par aucun moyen, coule partout sans interruption, entretetenant dans toutes les parties de l'Etablissement balnéatoire une température des plus uniformes. Chaque baignoire est, par conséquent, une petite piscine, où le corps se trouve en contact, à 36° 50, avec une Eau qui se renouvelle sans cesse.

Voici, d'ailleurs, de quelle façon l'Académie de Médecine apprécie ces avantages dans les considérations générales qui sont en tête de son Annuaire des Eaux :

« Les bains les plus efficaces sont ceux qui sont « préparés avec une Eau thermale dont la tempé- « rature native se rapproche le plus de celle du « corps humain; telles sont celles de Molitz, de « Gréoulx et de Barèges... Les Eaux thermales

---

(1) Dr Grange, note sur les Eaux de Gréoulx. Paris, 1852.

« auxquelles on fait subir un long parcours avant « d'être employées en bains et en douches, ne « possèdent pas les mêmes propriétés curatives « qu'à leur source, parce qu'elles perdent constam- « ment une partie de leur calorique et de leurs « principes volatils ; elles sont d'autant plus salu- « taires qu'on s'en sert plus près de leur point « d'émergence. »

« Au point de vue physique, la chaleur des Eaux « thermales ne diffère pas de celle de nos foyers; « mais au point de vue thérapeutique, elle ne peut « nullement lui être comparée ; pour le médecin « observateur, exempt de préjugés, la chaleur in- « hérente aux Eaux se rapproche de celle du corps « humain. »

Et plus loin :

« Pour que le bain minéral soit réellement salu- « taire, il faut, pendant sa durée, entretenir dans « la baignoire un courant d'Eau continuel ; le bain « est alors bien plus actif que dans une Eau dor- « mante dont les gaz et le calorique diminuent « progressivement ; peu de sources suffisent à une « pareille dépense d'Eau ; cependant, à Gréoulx, « les baigneurs jouissent de cet avantage (1). »

Cette opinion sortant du sein même de l'Académie de Médecine, n'est-elle pas le plus bel éloge que l'on puisse faire des Eaux de Gréoulx ?

On a voulu considérer les Eaux minérales comme

---

(1) Annuaire des Eaux de la France, IIe partie, p. 344 et 345.

douées d'une *vie* particulière et donner à leur thermalité une analogie avec la *chaleur animale* et l'électricité. Ce calorique d'une nature, en effet, inconnue, la constitution de ces Eaux, la présence des principes azotés qu'elles renferment, leur facilité de décomposition et de reconstitution, dévoilant en elles ce ferment de vie dont les Barégines, les Glairines, les Sulfuraires, etc., sont les manifestations presque spontanées, sont bien faits pour frapper l'imagination et excuser certaines hardiesses. Mais la raison et la chimie, ces deux antidotes du merveilleux, nous obligent à reconnaître, dans les principes constituants des Eaux, la principale cause de leurs vertus. Parmi les diverses substances que l'analyse a dévoilées dans les Eaux sulfureuses, il en est une qui frappe nos yeux sans le secours d'aucun instrument, c'est un corps végéto-animal, remarquable par sa consistance gélatineuse, appelé indistinctement *Glairine* ou *Barégine*... C'est à sa présence que l'on attribue cette sensation douce et onctueuse que procurent certaines Eaux, et cette souplesse qu'elles laissent à la peau.

Etudiée dans les Eaux de Gréoulx qui peuvent, à juste titre, être considérées comme des plus riches en substance organique, cette matière s'est présentée à nous sous divers aspects que je me borne à énumérer ici, en donnant quelques-uns de leurs caractères distinctifs :

1° Barégine. — D'un blanc nacré, forme soyeuse, en filaments ou en houppes, suivant qu'elle s'est développée dans une Eau courante ou dans un bassin ; consistance du blanc d'œuf légèrement coagulé. Vue au microscope, elle se compose de filaments nombreux sous forme de tubes transparents remplis par des points noirs juxtaposés.... Tenue en dissolution dans les Eaux, elle ne s'organise qu'au contact de l'air atmosphérique..... les diverses teintes qu'elle présente, du blanc le plus parfait au noir le plus profond, sont les divers degrés d'une décomposition dont les limites restent insaisissables.

2° GLAIRINE. — Je conserve ce nom à une substance réellement glaireuse, se développant par plaques ou par couches plus ou moins adhérentes et, souvent, associée aux Barégines... Vue au microcospe, elle ne présente aucune trace d'organisation ! Quoique l'air paraisse nécessaire à sa production, elle se forme déjà dans les canaux où les Barégines ne peuvent encore s'organiser.

3° ... — Matière gélatineuse flottante adhérant aux corps environnants, morceaux de bois ou de paille, par un petit pédoncule, elle est en forme d'éventail, avec nervures à peine visibles au microscope. On la rencontre à la sortie des Eaux dans le ravin.

4° Conferves et sulfuraires de diverses espèces... Toutes sont recueillies en dehors du canal de déversement des Eaux, l'air et la lumière étant les deux conditions indispensables à leur développement.

5° On trouve, en outre, dans nos Eaux, un assez grand nombre de petits animaux infusoires, de formes diverses et un peu indécises, dont les proportions paraissent varier suivant les conditions auxquelles le liquide est exposé.

Ces substances organiques auxquelles nos Eaux doivent leur onctuosité y sont, primitivement, à l'état de dissolution complète ; aussi n'en rencontre-t-on aucune trace dans l'Eau sortant de la source ; mais elles s'organisent avec une telle rapidité qu'il est facile, après quelques heures, de les voir agglomérées contre les parois des baignoires.

Si, d'une part, on a reconnu qu'à l'état de dissolution cette matière donne à nos Eaux des propriétés toutes spéciales, il paraît incontestable, de l'autre, qu'une fois l'organisation des Barégines opérée, les Eaux doivent avoir perdu, avec une partie de leurs éléments, quelques-unes de leurs vertus. Aussi, sera-t-il toujours préférable d'utiliser une source à sa sortie du sol. A Gréoulx, par exemple, où les conditions paraissent excellentes, vu l'énorme volume de la source et la position des bains dans son voisinage le plus rapproché, l'eau avait cependant le temps de déposer de grandes quantités de matières organiques qui, tenues en suspension dans les rigoles, faisaient, de temps en temps, irruption dans les bains, au grand scandale de tout baigneur peu initié aux mystères de la Naïade... Un nouveau système de canalisation, enlevant aux yeux du malade le spectacle de ces glaires, lui assure en même temps l'intégrité de la constitution minérale des eaux.

La présence de ces masses de *barégines* entraînées par nos Eaux, me donna, il y a quelques années, la pensée de les utiliser en applications locales, comme nous le faisions pour nos *boues* qui sont infiniment moins riches en principes minéraux et surtout en iode. La consistance glaireuse et insaisissable de ce corps me fit chercher un moyen pour arriver à le rendre manipulable... Ne pouvant, à cause de la quantité d'Eau qu'il tient en suspension, l'incorporer à un corps gras, je cherchai à le faire entrer dans la constitution d'un cérat et j'obtins, ainsi, un mélange parfait dont je donnai, à cette époque, la formule suivante :

Huile	400	grammes.
Barégine	375	—
Cire...........	125	—
Axonge........	100	—

Pour faciliter l'opération, je faisais triturer les barégines en les agitant fortement dans un vase à moitié plein d'eau, ne me servant, après avoir décanté, que de l'espèce de bouillie qui se déposait au fond. Les propriétés de ce mélange sont, avant tout, excitantes ; appliqué sur certains ulcères atoniques, là où les boues ne sauraient être utilisées, il en change l'aspect en quelques heures et provoque des cicatrisations rapides.

Les *boues* minérales, dont on fit de tout temps, à Gréoulx, un usage journalier dans le traitement des tumeurs indolentes et de quelques plaies, sont ici le produit de la décomposition, par les vapeurs, des roches marneuses qui forment les parois des conduits d'écoulement : à ces détritus se mêlent beaucoup de barégines et autres matières organiques; on y trouve des carbonates de chaux, de l'alumine, des chlorures, de l'iode et de l'arsenic : l'existence de ce dernier corps, bien manifeste dans les *boues*, n'avait pas encore été signalée dans les eaux. La puissance de ces boues ne peut être contestée ; elle paraît cependant soumise à des conditions qui nous obligent à en élever artificiellement la température.

Action physiologique des Eaux

On a cherché à expliquer le mode d'action des Eaux par les divers éléments qui entrent dans leur constitution chimique, mais l'expérience nous apprend qu'il n'existe que des relations imparfaites entre la composition d'une Source et ses propriétés médicales. Si l'on étudie, en effet, l'action thérapeutique des Eaux, en général, on est surtout frappé de ce fait, que les sources les plus diverses sous le rapport de leur constitution produisent très-souvent des effets semblables, et d'un autre côté, pour peu que l'on suive l'action de la même Eau, chez différents malades, on est surpris de la diversité des phénomènes produits et des résultats souvent tout opposés. Quelle conclusion en tirer, si ce n'est que l'élément chimique n'est ni le seul ni le principal élément de l'action curative des Eaux, et qu'il y a dans la thermalité, comme dans le mode d'administration, des conditions appelées à lui imprimer des directions variées? Mais ce n'est pas à dire pour cela qu'il puisse être indifférent, dans un cas donné, de recourir indistinctement à telle ou telle autre source. La spécialisation qui ne saurait être que le résultat d'une longue expérience, nous dévoile dans chaque source des propriétés réellement spéciales qui les rendent plus particulièrement propres à certains effets. L'homme appelé à donner un conseil devra donc toujours préférer pour son malade l'Eau qui, par ses effets naturels, semble le mieux remplir les indications qu'il se propose : c'est au médecin-inspecteur, qui, par position, se trouve souvent, pour une même maladie, dans l'obligation de faire face aux indications les plus imprévues, qu'il appartiendra, forcément, de chercher dans les divers modes d'application celui qui répond le mieux à chaque cas.

Le nom d'Eaux sulfureuses semble indiquer que le soufre est, chez elles, le principal agent de leur vertu, tandis qu'il est avéré qu'il n'entre dans leur constitution que pour une bien faible part et qu'il ne peut, dans aucun cas, donner la moindre idée de leur dynamisme. C'est à l'ensemble seul des éléments qui les constituent que ces Eaux doivent leur action; et cette action n'est nullement en rapport avec leur constitution. Nous sommes obligé de reconnaître qu'il y a dans leur combinaison quelque chose qui nous échappe et qui leur donne cette vertu à laquelle ne sauraient atteindre les Eaux artificielles quelque soin que l'on mette à les composer.

L'action des Eaux sulfureuses, en général, est excitante; cette action paraît être, à la fois, le résultat de la stimulation de l'appareil cutané, et de l'absorption des principes minéralisateurs. On explique ainsi, par l'activité vitale qu'elles impriment aux divers moteurs de l'organisme, cette influence dans tant d'affections chroniques où la constitution, ruinée, marche à la dérive sous l'impulsion du mal; c'est le coup de fouet qui rappelle l'énergie vitale et la met en mesure de soutenir la lutte... Cette doctrine a une tendance manifeste à nier la spécialisation! Or, tout le monde sait, et l'expérience nous le confirme tous les jours, que, parmi les Eaux appartenant à une même classe, l'action physiologique varie de source à source. Outre l'action notoire de certains principes, du fer, par exemple, de l'arsenic, des sels à base magnésienne, de l'iode qui, même à doses infinitésimales, a des propriétés incontestables, il est des spécialités d'action dont la raison nous est encore moins clairement dévoilée : la durée du bain, chez nous, est en effet, d'une heure, au plus; c'est tout ce que peut supporter le malade; ailleurs, et près de certaines sources réputées d'une composition analogue, il subit impunément quatre, six et même dix heures de bain... La boisson, elle-même, varie dans des proportions bien autrement fortes et donne au mode d'application des Eaux une incontestable valeur.

Mais le problème se complique en face de ces dispositions particulières et individuelles qui font que l'impression varie d'un sujet à un autre. Pour ne parler que de la thermalité qui est un des principaux éléments constitutifs de l'eau, le premier qui se dévoile à nos sens, n'y a-t-il pas dans l'impression qu'elle produit des différences immenses, suivant la température de notre peau. Les uns trouvent l'eau froide, les autres brûlante. De ces différences de sensations sur la peau pouvaient naître des indications spéciales. C'est en vue de cet intéressant sujet que se firent, il y a quelques années, de nombreuses recherches sur l'absorption et l'exsorption pendant la durée du bain. Quelque obscures que soient encore ces notions, tant les éléments du problème se multiplient et se compliquent toutes les fois qu'on veut en physiologie suivre un fait et en tirer des déductions, il faut, cependant, reconnaître que les premiers effets du bain sont, généralement, dévoilés par les dispositions sensitives de la peau. Mais ces effets sont-ils le résultat d'une absorption? Rien ne nous autoriserait à le croire si nous nous en tenions aux conclusions du rapport fait, il y a quelques années, à la Société d'hydrologie médicale de Paris (1).

---

(1) Ce rapport n'admet l'absorption des médicaments que par l'entremise des corps gras, celle des liquides qu'aprés friction vigoureuse et prolongée de la peau ou après dépouil-

Ce qui se passe pour la thermalité seule, doit se passer à bien plus forte raison quand il s'agit de cet ensemble d'éléments qui constituent l'individualité propre d'une source : les mille conditions qui entourent le sujet pendant la durée du traitement ou qui lui sont propres, telles que les saisons, les constitutions médicales ou atmosphériques, la constitution du malade et son tempérament, son âge ou son sexe, ses dispositions morbides, la nature de la maladie, son siége, son ancienneté, ses complications, etc., sont autant de causes qui peuvent certainement avoir une influence sur le mode d'action des eaux, et en modifier les effets! Cette

---

lement de son épiderme... Je crois ces conclusions trop absolues. Les fonctions de la peau sont, naturellement, plus ou moins actives et nous pensons qu'il n'est pas indifférent, dans des expériences de ce genre, de placer l'organe dans les meilleures conditions possibles, si nous les connaissons, pour qu'il fonctionne.

Prenant texte d'une aptitude spéciale, chez moi, aux transpirations exagérées, quand après plusieurs semaines d'une vie sédentaire, je me livre, tout à coup, à un exercice violent, je voulus essayer ma peau après un de ces moments extra-physiologiques qui se traduisent, souvent, par une perte de deux ou trois kilogrammes, en poids, après quelques heures de courses dans nos montagnes. Un organisme dépouillé, brusquement, de deux ou trois litres de ses parties liquides me semblait un terrain singulièrement préparé pour expérimenter ses aptitudes devant le bain. On sait le malaise qu'amène une pareille évaporation : la soif est ardente, insatiable ; il y a aspiration de toute l'économie à remplacer le liquide perdu ; on boit avec déraison, comme

étude exige, dès lors, des connaissances spéciales et un esprit d'observation qui font tout le mérite du médecin appelé à les appliquer ; elles le portent à se défier sans cesse de toute idée préconçue et à chercher dans l'examen du fait, l'instruction qui en émane... Là est toute la science hydrologique, science éminemment pratique, dont la connaissance repose tout entière sur l'expérimentation clinique.

Nous avons dit que l'action des Eaux sulfureuses était *excitante;* encore faut-il s'entendre sur cette excitation qui est, avant tout physiologique et dont le nom serait avantageusement remplacé par celui de *stimulation*. Elle porte son action sur le système nerveux, elle est nécessaire mais pour être utile

---

le ferait un cholérique ; l'appétit est nul ; les urines sont rares ; la transpiration, si l'on a bu, est lente à s'arrêter. Elle s'arrête, pourtant, et le lendemain, au réveil, la peau n'a pas cette moiteur du lit que tout le monde connaît ; elle est sèche et, plutôt, rugueuse ; les urines, sans être colorées, ne sont pas en proportion du liquide ingurgité la veille. L'organisme est en train de réparer ses pertes. Mais l'équilibre est vite rétabli ; et si la scène se renouvelle souvent, on constatera, peut-être, une diminution d'embonpoint... En cet état, que fera la peau si on la met en contact avec l'élément liquide ? Si elle est apte à absorber, ne le sera-t-elle pas mille fois plus ? Je crois inutile d'entrer, ici, dans les détails d'une expérience que tout le monde peut faire et dont on prévoit, d'avance, les résultats. Je me bornerai à dire que l'absorption se fait, alors, puisque le corps prend en poids jusqu'à 3 et 400 grammes, en moins d'une heure et j'ajouterai que la soif s'éteint mieux et plus vite, par le bain, que par la boisson.

demande à être modérée. Si on la pousse au-delà de certaines limites elle donne lieu à des phénomènes pathologiques, tels que la fièvre thermale, la poussée, les congestions qui sont complètement inutiles, au moins pour ce qui regarde Gréoulx.

Quand on entre dans les galeries, on y trouve la température de l'air très-chaude et l'on est étonné que les Eaux ne le soient pas davantage : c'est là une question d'habitude. Il n'en est pas moins vrai que cette première impression provoque une légère oppression qui se dissipe rapidement. Il en est de même à l'entrée dans le bain. Mais si l'on se livre à des mouvements rapides dans cet air chaud on ne tarde pas à voir la diaphorèse apparaître, la face se congestionner, et l'oppression revenir. C'est ce qui arrive dans les piscines toutes les fois que l'on s'y livre à des mouvements précipités. Les bains de piscines ont, à Gréoulx, l'inconvénient de fatiguer et nous leur préférons les baignoires qui ont tous les avantages des piscines sans en avoir les inconvénients. L'action immédiate du bain, même au au repos, se traduit, par une respiration plus rapide et par une accélération du pouls ; mais cette stimulation vasculaire ne tarde pas à se calmer ; elle est suivie d'une action en sens contraire et d'un état sédatif prolongé qui est le véritable effet du bain, le côté hyposthénisant de la cure thermale. Mais cette action demande à être suivie, car trop souvent renouvelée ou prolongée au-delà des limites voulues, elle entraînerait aussi l'excitation pathologique que nous considérons comme plus dangereuse qu'utile. La stimulation se porte ainsi sur le système nerveux de relation et de nutrition ; elle favorise les fonctions d'assimilation et de désassimilation, ce qui explique suffisamment leur action curative dans la plupart des maladies chroniques où elles chassent par une sorte de force élective naturelle les éléments anormaux par les voies d'élimination connues. Mais nous avons vu que leur action ne se borne pas au système nerveux, elles agissent sur la circulation qu'elles modèrent et régularisent. Elles peuvent donc agir comme hyposthénisantes, calmer les processus pathologiques et l'inflammation, dans une certaine limite. Ce qui explique leur inocuité même dans les affections organiques du cœur. C'est, alors, au médecin qui les applique qu'appartient toute la responsabilité de la cure.

Quant à l'action dépurative des Eaux comme l'appelle M. Lambron, elle n'est que la conséquence de la suractivité qu'elles impriment aux fonctions excrémentitielles. Par contre, l'action substitutive ou pathogénétique attribuée par Bardou, aux Eaux sulfureuses des Pyrénées, confirmée par M. Pidoux aux Eaux-Bonnes, nous est tout à fait inconnue, à Gréoulx, où la poussée elle-même ne se montre que très-rarement.

Si la nature de la source est pour beaucoup dans les effets curatifs que l'on en obtient, le mode d'application des Eaux, comme on vient de le voir, y joue un rôle non moins important. Nous avons vu que l'action générale des Eaux thermales sulfureuses peut, à la fois et à divers degrés, être sédative ou excitante, dérivative ou congestive, dépurative, substitutive même; cela ne dépend que de la manière de les appliquer. La température du bain, selon qu'il est chaud ou froid, amène une réaction en sens contraire; sa durée, suivant les cas, permet une calorification plus ou moins profonde des tissus, une diaphorèse consécutive, la stimulation ou la dépression des forces. Le milieu balnéatoire plus ou moins aéré, chez nous, favorise ou empêche la tolérance. La durée du traitement, sa marche, sa continuité ou ses interruptions motivées sont des éléments d'action que le médecin dirigeant peut seul apprécier et dont le malade méconnaît, trop souvent, l'importance. A plus forte raison, quand il se trouve en face de la maladie et de ses mille manifestations, en face du malade et de ses nombreuses susceptibilités, le médecin a-t-il à peser et à supputer, parmi les moyens d'action qu'il a entre les mains, quels sont ceux qui s'approprient le mieux à l'effet qu'il veut produire. Entre le verre d'eau ou la simple immersion que nous permettons quelquefois aux phthisiques et les *noyades* intérieures ou les bains de plusieurs heures que se permettent, impunément, certains malades, il y a tous les degrés du plus au moins, tous les passages de la raison à l'abus. Les bains locaux, les frictions, les sudations, les inhalations, les pulvérisations, la douche générale ou locale, avec les divers appareils, les piscines, avec ou sans mouvements, l'eau en boisson et ses doses variées, sont autant de ressources qui, associées aux moyens hygiéniques dont on dispose partout, permettent de donner au traitement une direction, une marche, une énergie qui s'appliquent aux cas nombreux et variés qui, d'ordinaire, ont recours à la médication thermo-minérale. Le mérite d'un Etablissement de ce genre ne réside donc pas, seulement, dans la valeur de sa source, mais aussi, dans son organisation médicale, dans la multiplicité et la variété de ses appareils.

L'Eau en boisson est, à Gréoulx, d'un usage trop général pour ne pas en dire un mot ; cet usage est cependant limité ou réglé par tant de circonstances particulières qu'il serait difficile d'en préciser, ici, l'emploi. La nature de nos Eaux, qui sont très-légèrement salines et de digestion facile, avait motivé de véritables abus dont on est aujourd'hui complétement revenu. Ce n'est plus que dans quelques cas exceptionnels que le malade cherche et trouve dans les doses élevées un avantage réel. L'analyse, en nous révélant dans la constitution de nos Eaux des *principes* nouveaux et des propriétés spéciales, nous a fait une obligation d'en expérimenter aussi les effets à des points de vue nouveaux... Parmi ces principes, il en est surtout un, l'*iode*, dont l'action thérapeutique est trop réelle et trop connue pour que sa découverte dans nos Eaux ne fût pas, en même temps, l'explication de bien des succès et un encouragement à en étendre l'application, l'expérience nous ayant démontré que l'iode et le brôme trouvent dans leurs *combinaisons naturelles* des propriétés merveilleuses, dont aucune préparation pharmaceutique ne peut donner une idée.

L'*inhalation des vapeurs minérales* qui, définitivement, a pris ses droits de cité, est encore un puissant moyen dont l'importance ne pourra manquer de s'accroître à mesure que l'on en connaîtra mieux les effets. De tout temps, à Gréoulx, on a fait de l'inhalation... sans le savoir, sans s'en douter, avant que le mot fût inventé! La disposition des lieux s'opposait à ce qu'il en fût autrement. L'influence physiologique d'un milieu humide à température élevée, sur nos principales fonctions, ne pouvant être mise en doute, il fallait bien lui accorder un rôle dans le traitement de la plupart des affections chroniques ; mais ce rôle avait tellement été exagéré, que c'est à peine si nous aurions osé, il y a quelques années, toucher à cette arche sainte en apportant un peu d'air dans la moindre partie de l'Etablissement balnéatoire... Cependant, l'aération volontaire de quelques cabinets fut une amélioration dont les effets ont été bien vite appréciés, et dont, aujourd'hui, nous usons largement.

Dans la plupart des Etablissements, l'inhalation qui favorise, on le sait, l'absorption, est, à peu près, réservée au traitement des maladies des voies respiratoires, soit comme médication principale, soit comme médication adjuvante. Nous avons pu, mieux que personne, en constater les excellents effets et nous ne saurions en négliger l'emploi. Nous n'oserions, cependant, conseiller d'une manière absolue à nos phthisiques, par exemple, l'entrée dans nos corridors de bains. Ce brusque passage, de l'air extérieur, à un air chaud et humide et la transition inverse sont des secousses, que nous saurions éviter, avec certaines précautions, mais, il est des cas où la chaleur seule serait à redouter avant que la réaction qu'on en attend fût arrivée. Aussi, sommes-nous très-circonspect quand nous avons affaire à ces nombreux états où les mouvements fluxionnaires sont à craindre.

A plus forte raison quand il s'agit de la *pulvérisation*, c'est-à-dire, de l'introduction des Eaux en nature, dans les premières voies aériennes. Nous avions cru devoir suppléer, dans le début, à l'absence de salle de pulvérisation, par l'installation, dans un de nos cabinets, des petits appareils portatifs que tout le monde connaît. A l'exception du confortable et de ce que j'appellerai le frappe-l'œil de ces créations spéciales partout où on les a établies, notre salle improvisée paraissait remplir les conditions voulues. Pour expérimenter ce qui était alors un nouveau procédé nous nous condamnions, souvent, à *opérer nous-même*. En dehors de considérations personnelles qui n'entrent pas en ligne de compte, nous constatâmes, bien vite, par nous-même, comme par nos malades, de nombreux inconvénients tenant, les uns à la thermalité du local, les autres aux transitions obligées, quelques-unes aux heures de traitement et aux obligations qui attendaient, ensuite, le malade. Nous pensâmes, non sans raison, qu'il y aurait tout à gagner à abandonner notre salle et à transporter l'appareil dans la chambre même du malade, où il nous serait facile de choisir le moment le plus favorable à l'application du moyen. Après quelques tâtonnements, nous n'hésitâmes pas à reconnaître que cette médication était bien mieux supportée quand on l'appliquait le soir et le malade étant au lit. Il y trouvait ce double avantage de ne pas changer de milieu, après l'opération, d'éviter la transition du chaud au frais et, surtout, de laisser, ensuite, l'organe dans un repos absolu pendant les longues heures de la nuit. Nous avons, aujourd'hui, la conviction intime que cette manière de procéder rend la pulvérisation, je ne dirai pas plus efficace, mais, certainement, mieux supportée et qu'on peut, ainsi, appliquer cette médication dans beaucoup de cas où elle ne serait, peut-être, pas tolérée, autrement.

Conseils et Recommandations

Parmi les questions auxquelles le médecin des Eaux a le plus souvent à répondre, il en est une qui se présente d'une manière à peu près invariable toutes les fois qu'un nouveau client vient recourir à ses conseils; c'est la question de la *durée du traitement*. Quel est le malade dont le premier soin n'a pas été de s'informer en arrivant, du temps qu'il lui faudra consacrer à la cure. Mais quel est le médecin qui, sans mentir à sa conscience, oserait d'avance, limiter la durée d'un traitement, ou même en fixer la marche?... Pour mon compte j'établis en principe qu'il est impossible de rien prédire à ce sujet, et que la nature de la maladie, son ancienneté, et les phénomènes qui se produisent en voie de traitement, peuvent seuls guider dans cette opération. Que penser de cette obligation des 21 jours imposés par l'usage, auprès de certaines sources, préjugé tellement enraciné qu'on a de la peine à l'ébranler?... Le plus sage est de s'en rapporter à l'opinion des personnes compétentes, c'est-à-dire des médecins qui depuis longtemps étudient, sur les lieux, l'action des Eaux. S'agit-il en effet d'une affection rhumatismale peu invétérée, une quinzaine de bains pourront peut-être suffire; mais, dans le rachitisme, dans les scrofules, dans la phthisie, dans toutes les affections profondément diathésiques, peut-on espérer de puissantes modifications de l'organisme sans un traitement d'une durée raisonnable, sans le concours de plusieurs saisons? L'ancien usage de faire *deux saisons* à Gréoulx (1),

---

(1) Cette particularité doit être signalée ici; nous la tenons de tous ceux qui ont anciennement fréquenté l'Etablissement. Il faut pour cela remonter à plus de soixante ans, c'est-à-dire, aux plus belles années de sa prospérité, alors que les têtes couronnées ne craignaient pas de venir demander à ses puissantes Eaux quelque soulagement à de royales misères. L'usage avait alors divisé, à Gréoulx, l'été en deux saisons : la première commençait vers la fin d'avril ou dans les premiers jours de mai; la seconde avait lieu vers le milieu d'août et en septembre. Du 15 juillet au 15 août existait donc une interruption, véritables vacances, pendant lesquelles l'Etablissement devenait à peu près désert; le médecin-inspecteur, lui-même, s'absentait souvent pendant les huit ou dix derniers jours de juillet.... Les baigneurs qui arrivaient à ce moment, faisaient, pour la plupart, une seconde cure. La distinction des deux saisons était ainsi parfaitement tranchée, et chacun se soumettait à une pratique qui n'était que le fruit de l'expérience et d'une saine

s'appuyait sur des considérations pratiques d'une haute valeur; et si dans la plupart des affections chroniques on n'y recourt pas toujours, ce ne peut être que par ignorance, ou par des considérations de bien mince valeur lorsqu'il s'agit de la santé et peut-être de la vie.

Quant à l'obligation de plusieurs traitements consécutifs, ou d'un retour à quelques années d'intervalle, il est bien entendu qu'elle ne saurait avoir, non plus, rien d'absolu. Parmi les malades qui suivent cette méthode, les uns viennent franchement chercher dans une nouvelle cure le complément de la première, les autres arrivent *par reconnais-*

---

appréciation des influences climatériques dans un pays aussi chaud que la Basse-Provence.

Les Eaux de Gréoulx, situées dans le Midi de la France, s'y trouvent, en effet, dans des conditions réellement exceptionnelles, si on les compare à celles qu'offrent la plupart des autres sources thermales et il est naturel que l'on y tienne compte des particularités de son climat. C'est ce que faisaient nos pères... Mais il faut, pour cela se reporter à une époque où les moyens de communication étaient difficiles et les relations presque nulles, où, par conséquent, chaque localité vivait d'une vie qui lui était propre, conservant des usages que n'étaient point encore venus troubler les influences étrangères et lointaines. Chacun vivait chez soi, comme il l'entendait, suivant ses besoins, suivant sa nature.

Mais, les temps sont changés et nos pratiques se ressentent trop de cet esprit d'imitation qui guide tous nos actes, pour ne pas avoir beaucoup perdu de leur originalité. La mode nous est, aujourd'hui, imposée par les Etablissements

sance, cachant derrière ce mot la peur d'une rechute.

Ainsi, quelques-uns profitent, chez nous, de la longueur de l'été pour faire ce que nous appelons improprement deux *saisons*; d'autres se bornent à une seule, avec quelques jours de repos vers le milieu du traitement, l'expérience ayant démontré que c'était presque doubler la cure...; les plus pressés, qui ne sont pas toujours les moins malades, ont mille motifs pour abréger la leur! Quoi qu'il en soit de cette impatience naturelle au malade, il faut reconnaître que son plus grand intérêt serait de se soumettre, avant tout, aux exigences de sa position.

Le moment le plus opportun pour commencer le traitement hydro-minéral est l'intervalle qui sépare

---

en vogue des Pyrénées, de l'Auvergne et de la Savoie, où la saison est, naturellement, courte et concentrée sur les mois de juillet et d'août. L'usage est de s'y rendre pendant les chaleurs et nous le subissons, parce que c'est l'usage et que l'on ne saurait aller aux Eaux en aucun autre moment.

La double condition d'Etablissement thermal et d'Hôtel avait fait prendre, aux anciens propriétaires de Gréoulx, une mesure pleine d'habileté qui n'a peut-être pas été sans influence sur l'usage dont je parle, et que je dois, à ce titre, rappeler aussi. Moyennant une somme de 30 ou 40 francs, tout malade, logé dans l'Hôtel des Bains, avait droit aux Eaux pendant toute l'année. Il en usait, en abusait même, mais prolongeait son séjour de façon à donner indirectement à l'Etablissement un bénéfice que provoquait cette simple apparence de faveur.

les crises aiguës. La saison la plus convenable pour prendre nos Eaux est, généralement, l'été; cependant, les fortes chaleurs ne me paraissent pas toujours favorables; car, la fréquence des dérangements des fonctions digestives nécessitent souvent des interruptions dans le traitement et une perte de temps. L'expérience démontre en outre, que les *maladies de la peau* réclament, en général, le printemps; que le *rhumatisme* redoute l'automne et les temps pluvieux; que l'été paraît plus particulièrement favorable aux *névroses*, etc. Nous savons, aussi, que toutes les affections constitutionnelles et principalement les affections strumeuses, sont également traitées dans toutes les saisons et, à peu près, avec le même avantage. L'état de l'atmosphère et les constitutions médicales ne peuvent manquer d'exercer une influence sur des malades affaiblis ou dont la peau est plus impressionnable. Les conditions propres au sujet, son sexe, son âge, son tempérament, ses diverses tendances morbides, etc., sont autant de considérations que le médecin ne doit pas perdre un seul instant de vue, et sur lesquelles il ne saurait trop s'éclairer. L'application d'un moyen thérapeutique puissant nécessite, sur les maladies auxquelles il s'adresse, des notions exactes et complètes; toutes les questions qui se rattachent à la durée du mal, aux traitements qui lui ont été opposés, doivent plus particulièrement fixer l'attention du praticien dont l'opinion repose sur une connaissance approfondie de ces divers éléments, et sur leur influence réciproque dans un concours commun. Je conseillerai donc, à chaque malade, de se munir, auprès de son médecin ordinaire, d'une consultation plus ou moins détaillée, suivant que celui-ci la jugera plus nécessaire.

Un traitement de quinze jours ne guérit pas une maladie de quinze ans. Il faut aux maladies chroniques des traitements chroniques; c'est-à-dire proportionnés au but qu'on veut atteindre. Il devrait donc être convenu que le moindre traitement sérieux doit durer, au moins, un mois. Mieux vaut ne pas commencer la cure que la laisser inachevée; car, la conséquence la plus ordinaire d'une interruption inopportune est l'aggravation de la maladie. Il n'arrive que trop souvent que des causes indépendantes de la volonté du malade l'obligent à s'arrêter. Pour les rhumatisants, comme nous le verrons plus loin, c'est courir aux manifestations aiguës dont l'apparition vient les surprendre quelques jours après le départ. Il en est de même pour les traitements, à bâton-rompu! On dirait que les Eaux ainsi prises, c'est-à-dire, par secousses, n'ont d'autre propriété que de réveiller, en pure perte, l'élément endormi. Ceci est loin d'être une particularité de notre source; les choses se passent, de même, ailleurs. Nous avons connu plus d'un malade qui nous ont raconté avoir eu leurs premières crises de rhumatisme, au retour d'une station thermale où ils étaient allés accompagner quelque membre de leur famille. Ils y avaient pris les bains pour faire comme tout le monde.

En dehors de quelques cas particuliers, le malade fait usage des Eaux minérales dès le lendemain de son arrivée. Il est prudent de ne pas y recourir au moment même. Beaucoup de personnes croient se délasser des fatigues du voyage ou gagner du temps en allant, au débotté, faire leurs premières ablutions. C'est une pratique qui pourrait être dangereuse, mais qui, le plus souvent, n'a d'autre inconvénient que d'ajouter à la lassitude de la route un certain degré de congestion vers la tête. Cette congestion se dissipe, d'ordinaire, assez vite ; mais, le bain du lendemain la ramène quelquefois et le malade, forcé de se reposer, perd du temps, au lieu d'en gagner.

Toute excitation prolongée de l'esprit ou du corps doit être soigneusement évitée ; et les bains que l'on prend, le matin, après le repos de la nuit, sont préférables à ceux du soir, quand le corps a subi toutes les fatigues de la journée. Ils épargnent aux personnes impressionnables la lassitude et les insomnies de la nuit.

Il est dangereux de s'endormir dans le bain ; beaucoup de malades ont tout à gagner à ne pas dormir immédiatement après. Il faut, à ce sujet, tenir compte du tempérament et de l'âge du malade. Si nous recommandons, le repos au lit, après le bain, c'est pour laisser la moiteur se calmer et la chaleur de la peau s'abaisser, sans secousse et sans refroidissement.

L'impression, au contact de l'eau, varie d'une personne à l'autre, du jour au lendemain et suivant les parties du corps. Il nous arrive tous les jours, d'entendre dire à d'anciens baigneurs qui avaient, autrefois, fréquenté les Eaux que celles-ci ont changé, qu'elles sont moins chaudes... On leur montre le thermomètre qui, depuis près d'un siècle, est dans la source, toujours le même. Toutes les affirmations s'effacent devant leur impression : elles sont plus froides! et ils ne se doutent pas qu'ils ont, seuls, changé. Sa température étant voisine de celle du sang, elle paraît brûlante si la peau est froide et tiède si celle-ci est tant soit peu chaude. Une sensation de froid désagréable pouvant être un signe d'hyperthermie pathologique, dès que le frisson survient, le malade doit sortir du bain. L'immersion du corps détermine, souvent, un sentiment d'oppression qui est le fait de la pression mécanique de l'Eau contre les parois de la poitrine. On n'a, pour s'y soustraire, qu'à sortir, un instant, le buste hors de la baignoire ou à ne s'y plonger que lentement. De larges inspirations permettent d'absorber plus de principes minéraux, en augmentant la surface d'inhalation.

La durée du bain et la quantité d'Eau à boire ne peuvent être déterminées que par le médecin. Toutes les maladies n'exigent pas la boisson ; et, il en est peu qu'il y ait avantage à ne traiter que par elle. Les doses sont nécessairement variables, mais ce qu'il ne faut pas perdre de vue c'est que les Eaux sulfureuses n'étant assimilables qu'à l'aide des sucs alcalins de l'estomac, il importe de ne pas les neutraliser par l'ingestion des acides. Il est, même, souvent utile d'associer aux repas les boissons alcalines. Les Eaux de Gréoulx se boivent, généralement, pures et à la source ; nous les associons quelquefois au lait.

Il est inutile de dire qu'il ne faut pas aller au

bain, ni boire, l'estomac étant plein ; mais il n'y a pas d'inconvénient à prendre quelques aliments légers quand on y est, pour les enfants, surtout.

Les personnes qui prennent douches et bains font bien de mettre quelques heures d'intervalle entre les deux opérations. On ne doit, dans aucun cas, prendre deux bains ni deux douches, par jour. La douche ne doit jamais durer plus de dix à quinze minutes, ni frapper longtemps sur le même point. Elle doit éviter la tête et les cavités splanchniques où l'ébranlement pourrait provoquer les plus graves accidents. La colonne vertébrale doit être, elle-même, épargnée à moins d'une direction très-prudente et bien motivée.

Il est bon, quand on est arrivé au milieu du traitement de prendre quelques jours de repos ; ce n'est que dans des cas exceptionnels qu'il faut aller de l'avant, jusqu'à saturation. Il ne faut pas s'arrêter, inutilement, ni trop souvent, ce qui rentre dans la catégorie des traitements *à bâton-rompu* que nous proscrivons, énergiquement.

Ce simple aperçu suffira, je l'espère, pour faire ressortir, entre autres vérités, l'avantage qu'il y aura toujours pour le malade à se placer sous une bonne direction et dans les conditions hygiéniques propres à seconder l'action curative des Eaux. Ces conditions, inhérentes à la localité, demandent à être fécondées par l'intelligence et la sagesse de chacun et par un certain degré de soumission. Je me bornerai donc, dans mes conseils, à recommander, d'une manière générale, d'éviter toutes les impressions morales ou physiques trop vives, la fatigue du corps, comme celle de l'esprit, paraissent plus particulièrement nuisibles à l'exercice régulier des principales fonctions, tant que le corps est soumis à l'action des Eaux. On dirait que l'économie tout entière a, dans ce moment, besoin de plus de repos et d'un peu de recueillement; c'est une activité vitale plus grande, mais avec *concentration organique*... Activité tout au profit de l'individu, à la condition qu'il ne dépensera, qu'avec parcimonie, ces ressources que semble, tout d'abord, lui prodiguer la nature.

Par le fait de son impressionnabilité plus grande, le malade doit éviter les causes de refroidissement, surtout l'humidité, et adopter, de préférence, les vêtements chauds, la laine, par exemple, qui par son frottement entretient à la peau une légère excitation et la met à l'abri des influences extérieures. Les conditions de notre climat méridional, sans proscrire absolument la recommandation de ne pas trop prolonger les soirées en plein air, en atténue au moins l'importance... En effet, comment ne pas se laisser entraîner, par nos belles soirées d'été, à respirer, à pleins poumons, cet air sec et embaumé dont rien ne peut donner l'idée dans les froides vallées des régions montagneuses et dans ces plaines humides du Nord, où le soleil couchant est le signal obligé de la retraite! Les réunions de salon ont, ici, à supporter une rude concurrence dont le devoir du médecin est, simplement à mes yeux, de ne pas se rendre le complice.

Il faut n'user qu'avec modération de tous les excitants qui portent leur action à l'intérieur ou qui peuvent développer une stimulation spéciale sur le système nerveux; l'alimentation doit être moins copieuse et de digestion facile, non-seulement pour éviter les *inconvénients* qui s'attachent si facilement, en été, à ces sortes d'excès, mais encore pour ne pas s'exposer à donner, par un trouble de fonction, une direction vicieuse à la stimulation des organes. On doit se méfier, surtout, des entraînements d'une table-d'hôte où le nombre des mets, leur variété et la longueur du repas, développent un appétit qui est loin d'être l'expression des besoins réels : la suppression du déjeuner à table-d'hôte et les facilités que donnent les restaurants à la carte, préviennent bien des écarts tout en permettant mieux au malade de suivre le régime qui lui a été prescrit.

Tout le monde sait avec quelle facilité la plupart des maladies chroniques s'exaspèrent en voie de traitement. Le malade n'aura pas à s'étonner de ces recrudescences qui sont un effet normal, et qui se dissipent, en quelques jours, même en continuant l'usage des Eaux. Cet état s'accompagne quelquefois d'un sentiment de lassitude, d'un peu de malaise, de céphalalgie, de dégoût, d'insomnie, souvent même, d'un mouvement fébrile. Ce phénomène paraît avoir une certaine analogie avec la poussée que nous n'observons que très-rarement.

Je ne parlerai pas de l'ancien usage suivant lequel chaque malade devait recourir, au début du traitement, à deux ou trois purgations... La science, en faisant justice des abus de l'empirisme, a maintenu l'emploi des purgatifs dans les cas seulement où leur indication était précise, comme celui des émissions sanguines pour prévenir ou combattre certaines congestions. Ce serait, plutôt, avant de partir pour les Eaux et comme traitement préparateur, que certains malades trouveraient profit à user des purgatifs ou des dépuratifs. Si la constipation est le caractère dominant de la médication thermale pendant la plus grande partie de la saison, soit par le fait de la transpiration, soit par l'excitation des fonctions digestives, il peut y avoir encore avantage, urgence même, à la combattre, mais nous ne saurions donner la préférence aux purgatifs salins qui ne font qu'augmenter l'excitation de l'organe; les purgatifs doux, les boissons tempérantes, les émollients, le régime réussissent presque toujours. Les diarrhées, dont nous avons parlé ailleurs, ont, quand elles succèdent à ces constipations, une tendance à prendre le caractère dyssentérique; mais elles sont, le plus souvent, sous la dépendance de la constitution atmosphérique ou médicale... Un repos de quelques jours, une alimentation réglée, les boissons délayantes sont, en définitive, les moyens auxquels nous avons le plus souvent recours pour combattre des symptômes qui, quoique légers, peuvent, à un moment donné, nécessiter la suspension du traitement.

Après le traitement, le malade doit rentrer chez lui, le plus tôt possible, et s'y reposer plusieurs jours avant de reprendre le cours de ses travaux. Je blâme, par conséquent, ces longues pérégrinations auxquelles on se laisse entraîner en quittant les Eaux, par la seule raison qu'une fois en route, *il n'en coûte pas plus.* Autant l'exercice, les longues promenades, les voyages même, peuvent être utiles avant ou pendant les premiers jours de la cure, autant il faut éviter toutes ces causes d'excitation et de fatigue dès le moment où le corps commence à subir l'influence thermale. On conseille généralement, aussi, de s'abstenir des bains d'*eau commune* pendant les premières semaines qui suivent la cure, tant que l'économie reste sous le coup de l'action physiologique réveillée par la médication. Quant à bien d'autres instructions qui touchent pour la plupart aux petites questions de la vie, c'est à l'intelligence du malade à le guider.

Du rôle de la peau dans les maladies chroniques

Les belles expériences de Fourcault ont mis hors de doute l'influence d'un arrêt ou d'un trouble dans les fonctions de la peau sur la génèse du rhumatisme, alors que nous savions, déjà, que le refroidissement de cet important organe et la suppression brusque d'une de ses fonctions apparentes, la sueur, étaient causes fréquentes de l'arthrite rhumatismale comme des mouvements fluxionnaires vers d'autres organes, mouvements désignés sous le nom de *répercussions.*

Les affections de la peau, quelle qu'en soit l'origine, dès qu'elles agissent sur de grandes surfaces, sont accompagnées d'un trouble inévitable dans le libre exercice de ses fonctions et agissent, en quelque sorte, mécaniquement. Mais elles sont constituées par un élément morbide, essentiellement, migrateur dont la localisation éphémère tient à des conditions, le plus souvent, inhérentes au sujet et leur caractère erratique est, également, désigné sous le nom de *répercussion.*

Dans l'un et l'autre cas, quel que soit le nom que l'on donne à la matière transportée, il est évident qu'il y a, sous l'action du *stimulus,* apport sur l'organe sain et déblai, d'un autre côté. C'est un travail physiologique dont nous sommes spectateurs, que nous pouvons produire, à volonté, que l'organisme subit, dans certains actes pathologiques, et dont la nature sait tirer parti dans ses efforts pour rétablir l'équilibre des fonctions.

La sympathie, pour ne pas dire autre chose, qui existe entre la peau et les muqueuses, d'une part, entre la peau et les séreuses, d'autre part, explique bien la direction des courants; mais sans nous révéler grand chose, ni sur les causes, ni sur les moyens. Or, en admettant que la nature, comme on l'a souvent dit, soit « avare des causes et prodigue des effets », il faut avouer qu'elle nous livre ces derniers avec une telle prodigalité qu'il est bien difficile de ne pas ouvrir les yeux à leur lumière.

Le fait le plus frappant de la médication thermo-minérale a toujours été cette aptitude qu'ont les Eaux à guérir un grand nombre de maladies, en apparence dissemblables, et cette aptitude non moins remarquable qu'ont les mêmes maladies à se laisser guérir par les Eaux les plus différentes. C'est là une sorte de phénomène primordial dont il a fallu, nécessairement, chercher l'explication et dans la nature des Eaux et dans celle des maladies. Pour ce qui est des Eaux, on leur a reconnu, sans peine, un mode d'action commun que l'on n'a pu attribuer qu'à la plus générale de leurs propriétés, à la thermalité et on l'a rapporté à l'excitation, tout en reconnaissant que cela n'expliquerait pas tout. Quant aux maladies, n'osant nous appuyer sur leur nature qui est ce qui nous échappe le plus, en elles, il a fallu remonter vers les régions physiologiques et planer au-dessus des faits particuliers pour donner, encore, le principal rôle à l'excitation, dans ce qu'elle a de plus général ; l'admettre comme le coup de fouet, sous lequel se réveillent et galopent toutes les fonctions, vers leur but naturel, et affirmer qu'il n'en fallait pas plus pour tout remettre en ordre. Ces affirmations n'en laissaient pas moins entre-bâiller la porte à ce que l'on a appelé, plus tard, les spécialisations.

D'un côté, comme de l'autre, il y avait insuffisance manifeste dans les interprétations. Or, disons-le tout de suite, nous n'avons pas la prétention d'apporter, ici, la clef du problème. Nous nous bornons à constater qu'il y a problème et à le poser sur le terrain que nous croyons le plus favorable à son examen. Espérant nous éloigner d'autant moins de la vérité que nous nous rapprocherons, davantage, dans nos appréciations doctrinales, de l'unité pathologique.

Laissons donc, un moment, de côté la constitution

physique et chimique des Eaux qui, envisagées dans leurs éléments constitutifs, n'ont que des effets limités, et, nous demandant, après tant d'autres, comment il se fait que les maladies de la peau, celles des muqueuses, le rhumatisme, le lymphatisme, la scrofule, etc., guérissent, à peu près indifféremment, auprès de toutes les sources, voyons s'il y a, réellement, de la part de celles-ci communauté d'action, ou bien s'il n'y aurait pas, plutôt, communauté d'origine chez celles-là.

Les Eaux prises dans un certain ensemble, ont sans doute, un mode d'action général qui leur est commun mais qui n'a rien et ne saurait rien avoir d'absolu. Elles produisent, en outre, une foule d'effets particuliers dont quelques-uns tiennent aux diverses manières de les appliquer et, les autres, aux divers principes minéraux qu'elles contiennent. Il faut reconnaître, aussi, que certaines différences, dans leurs effets, tiennent aux dispositions propres du sujet. Mais, ces dispositions du sujet sont inséparables de la maladie et elles lui impriment des caractères tellement particuliers qu'on ne saurait concevoir une action thérapeutique sans tenir compte de l'un comme de l'autre. Or, lorsque malgré la multiplicité des cas et leur diversité, nous voyons, en présence d'une source, le résultat être le même et la guérison arriver de la même manière, il faut bien s'arrêter à cette idée qu'il y a quelque chose de commun, un lien de parenté entre ces maladies que cette parenté soit le résultat d'une communauté d'origine ou qu'elle soit fécondée par voie de génèse.

Le groupement des maladies par diathèses a été le premier pas vers la synthèse. Ce premier pas fait, on a reconnu, à la gêne qu'imposaient les cadres établis, à la tendance qu'elles avaient à en sortir ou à y laisser entrer des éléments étrangers, que les diathèses n'avaient pas le caractère de stabilité qu'on s'était plu à leur attribuer. Le gros mot *permutations* fut prononcé par notre savant collègue des Eaux-Bonnes. Or, s'il est difficile d'établir la limite dans laquelle s'exerce le croisement, il l'est beaucoup moins de confesser que les maladies chroniques fusionnent et que, dans leur marche à travers l'individu, elles finissent par s'assimiler les éléments pathologiques épars, au point de prendre une physionomie qui n'est, quelquefois, plus celle que nous leur connaissions.

Nous rencontrons, en effet, dans la plupart des descriptions nosologiques, le diagnostic différentiel d'une même maladie, suivant la diathèse à laquelle elle s'applique : *l'angine rhumatismale*, *herpétique*, *syphilitique*, *scrofuleuse*, avec ses caractères d'emprunt, n'en est pas moins une angine. La dyspepsie est aussi souvent *rhumatismale* qu'*herpétique*. La même névralgie se déguise sous les noms les plus variés. Faut-il pencher vers l'unité pathogénique ou bien continuer à en pulvériser les éléments dès qu'ils se trouvent réunis? En fin de compte, et pour rester dans les limites de ce travail, c'est-à-dire, aux prises avec les maladies que guérissent, le plus communément, les Eaux de Gréoulx, plaçons-nous en face du *rhumatisme*, de *l'herpétisme* et du *catarrhe* que nous trouvons associés, si souvent, qu'il nous a été, mainte fois, permis de prédire l'apparition prochaine de l'un des trois quand il manquait. C'est, tantôt, un rhumatisant dont les accès alternent avec les manifestations herpétiques à la peau ou sur les muqueuses ; tantôt un herpétique qui est devenu rhumatisant le jour où il a été guéri de sa dartre et qui, en avançant en âge, a vu ses muqueuses se prendre, successivement. Cet autre est un dyspeptique, bilioso-sanguin, très-impressionnable aux variations atmosphériques, catarrheux à ses heures, à qui l'on peut prédire pour tôt ou tard un rhumatisme qui sera chronique dès son début. Celui-ci a vu les accidents les plus graves succéder à la suppression d'une dartre ; celui-là à la guérison d'une arthrite ; un autre à la cessation d'un écoulement catarrhal. De quelque façon que l'on retourne ces malades, on est obligé de convenir que le lien commun entre ces divers états est un trouble passager ou continu dans les fonctions de la peau. Que c'est là l'affection vitale originelle ; celle qui domine les autres de toute la hauteur de cause à effet, agissant en dehors des diathèses, les annihilant, pour ainsi dire, puisque sans elle ces dernières ne se seraient peut-être pas développées ; et qu'on les voit guérir ou s'effacer quand la peau revient, elle-même, à la santé.

Ce qu'il faut reconnaître, surtout, c'est que la peau est le théâtre le plus habituel des grandes scènes pathologiques dont le dénouement se fait aux Eaux. Que les manifestations y aient été primitives ou secondaires, c'est, toujours, sur elle que, tôt ou tard, vient retentir et s'étaler l'élément morbide; vers elle que la nature tend à diriger la crise; par elle que s'effectuera la guérison. « Il ne manque pas de maladies, a dit Michel Bertrand, dont la cause remonte à un dérangement des fonctions de la peau; il n'en est presque pas qui ne s'accompagnent ou ne se compliquent de ce dérangement. »

C'est donc vers la peau que doit se porter toute l'attention du médecin en présence d'une maladie chronique; elle est la soupape de sûreté que la main peut ouvrir ou fermer et dont la nature a pris soin de nous enseigner le jeu. Un manque d'énergie ou un empêchement à l'exercice de ses fonctions ouvre la porte à beaucoup de maladies, à plus forte raison quand la peau est elle-même malade, dans sa texture. Quelle que soit la maladie qui *entre*, elle marche, dès son début, vers l'état chronique, dans le sens des diathèses, s'isole ou se complique, selon le terrain, suivant les tendances organiques, progresse ou regresse, prenant, dans sa marche, les contours, les détours, les déguisements qui se présentent. Bien malin celui qui pourra toujours la suivre ou la reconnaître dans ses diverses évolutions !

On sait que lorsque la peau fonctionne peu ou fontionne mal, les *muqueuses* y suppléent jusqu'aux limites d'un acte physiologique dont la nature connaît, seule, l'étendue et l'opportunité. Il n'en est pas de même pour les *séreuses* où l'arrivée du *processus* provoque une véritable insurrection. Partageant les fonctions de la peau, les muqueuses peuvent partager ses maladies et toutes deux concourir aux crises que les *séreuses*, cavités closes, sont impuissantes à servir. De là cette différence énorme dans la manière de se comporter.

La symptomatologie du *rhumatisme* et de la *goutte* avait, dès longtemps, opéré le rapprochement entre ces deux affections, sous le nom générique d'*arthritis*. Cette solution, un peu forcée, de la question des rapports du rhumatisme et de la goutte n'est-elle pas mieux applicable aux rapports constitutionnels que nous révèle l'évolution journalière des trois états que j'ai désignés sous le nom de *trilogie thermale*; avec d'autant plus de raison, toutefois, qu'au lieu de nous borner à remonter de la lésion locale à l'acte morbide, nous constatons, en outre, ici, le lien pathologique dans ses rapports de cause à effet, dans la fusion des divers éléments et jusque dans la notion de l'indication thérapeutique elle-même? La guérison simultanée du rhumatisme, de l'herpès, de la goutte et de la scrofule est une réfutation de la croyance à la spécificité de chacune de ces affections, comme à celle d'une action spéciale à chaque source.

Les mots arthritides, herpétides, scrofulides désignent, déjà, une idée qui ne demande qu'à être poussée, plus avant, dans le domaine des *diathèses initiales* que j'appelle ainsi pour les distinguer de quelques autres, de la *tuberculeuse*, par exemple, qui par ses manifestations ultimes rentre, plutôt, dans la classe des cachexies, au même titre que les hydropisies, le cancer, le scorbut, etc. Toutefois, l'impossibilité de déterminer à première vue, l'origine rhumatismale, herpétique, goutteuse, et, même, scrofuleuse des symptômes qui affectent, à un moment donné, la peau ou les muqueuses, ne semble-t-elle pas indiquer l'obligation de faire remonter plus haut que les diathèses la raison de ces manifestations protéiques ?

Où pourrait-on remonter si ce n'est à la vitalité de l'organe dont les fonctions président à l'équilibre général ? C'est dans le champ de ces fonctions que s'implante d'abord l'élément morbide pour aller ressortir, ensuite, sous forme aiguë ou sous forme chronique, là où l'appellent ses affinités naturelles. C'est au manque d'énergie de l'enveloppe cutanée qu'est dû l'envahissement ; c'est à cette même adynamie que sera due l'impuissance éliminatrice. Les troubles de l'innervation, l'altération de la chaleur, la rudesse ou la sécheresse habituelle de la peau, comme les sudations exagérées ou trop faciles, sont les signes révélateurs de cette adynamie qui expose tous les tissus aux rétrocessions, aux irruptions diathésiques et les y localise. Les muscles, les nerfs, les articulations peuvent être, successivement, atteints ; c'est la douleur et la congestion qui dominent. Les viscères le sont, à leur tour, mais avec une manière, à eux, de témoigner de l'entrave apportée à leur travail physiologique. C'est la dyspepsie, la colique, la diarrhée ou la constipation, pour le tube digestif ; la toux, l'oppression, l'asthme, l'aphonie, les sécrétions, pour les organes respiratoires ; les palpitations, la dypsnée, l'anxiété précordiale, pour le cœur ; la migraine, la céphalalgie, le vertige, le délire, pour la tête... Sur la peau, c'est une irritation plus ou moins prolongée, les démangeaisons, la chaleur, la cuisson, avec ou sans éruption; la congestion, plus ou moins violente, y est tantôt active, tantôt passive.

Le degré de fréquence des localisations est moins sous la dépendance des conditions hygiéniques qui entourent le sujet que sous celle des dispositions organiques qui lui sont propres. Cependant, le froid et le chaud, l'humidité et la sécheresse sont les stimulants habituels du rhumatisme, de l'herpétisme et de la scrofule ; ils favorisent ou combattent les congestions et les engorgements, provoquent, souvent, les rétrocessions et sont, pour la plus grande part, on le sait, dans les influences climatériques auxquelles on a reconnu, de tout temps, un rôle génésique dans l'apparition des maladies chroniques.

Le rhumatisme, la dartre, etc., se substituant l'un à l'autre, sous l'influence d'une même cause, et pouvant affecter, alternativement, tous les tissus, semblent perdre, par ce fait, les caractères de la spécificité. D'un autre côté, l'aptitude spéciale qu'a la peau à devenir le réceptable de beaucoup de manifestations diathésiques, alors qu'elle leur sert, pour ainsi dire, de porte d'entrée et de sortie, alors que c'est sur elle qu'agit, seulement, la médication curative par excellence, cette aptitude dis-je, fait, du trouble initial dans les fonctions de cet organe, de son *adynamisme*, en un mot, la grande holopathie et du retour à sa vitalité normale la condition indispensable au rétablissement de la santé.

La marche est donc tracée à toute médication

qui a pour but la guérison de ces maladies qui entachent profondément l'organisme, que nous les appelions, simplement, maladies chroniques ou que nous les rapportions à des diathèses. Tous nos efforts doivent tendre à suivre la nature dans ses diverses évolutions; substitution ou dérivation sont tout un, s'il s'agit de dégager un organe interne et d'appeler les manifestations au-dehors ; à la condition de ne pas oublier que la peau qui se prête, admirablement, à toutes nos tentatives, dans ce sens, est plus impressionnée par les agents dont l'action est lente et soutenue que par ceux qui provoquent une irritation brusque et violente. La médication thermo-minérale est celle qui se prête le mieux à la poursuite d'un pareil but. Les Eaux thermales sulfureuses sont reconstituantes, au premier chef; leur action, lente à se produire, est profonde et longtemps soutenue; elles ont pour résultat final et comme effet constant une augmentation dans la vitalité de la peau et dans l'énergie de ses fonctions qui se traduit par un mouvement des fluides vers la périphérie : caloricité, tension, vascularisation, transpiration. On comprend, dès lors, leur unité d'action, en même temps que leur puissance, dans le traitement des maladies chroniques ou des diathèses.

Des Mutations dans les Maladies chroniques

Ce lien qui unit entre elles les maladies chroniques en apparence les plus éloignées a, de tout temps, frappé les esprits. Tantôt sous un nom, tantôt sous un autre, nous retrouvons cette même préoccupation chez les auteurs même les plus anciens. Un curieux passage de Jean de Combes, dans son *Traité sur les Eaux de Gréaux*, nous retrace sous les couleurs d'un humorisme légèrement fantaisiste, une ébauche de la doctrine des mutations, sinon telle que la professe notre éminent collègue des Eaux-Bonnes, au moins avec ce degré de ressemblance qui s'attache, d'ordinaire, aux peintures faites d'après nature. « Il est vray qu'il faut re-« marquer que les maladies qui sont par origine, « causées d'une humeur chaude, comme la bille et « qui, par succession de temps, changent de na-« ture, à celles-là, dis-je, on peut sans difficultez « permettre les bains ainsi qu'on fait à la goutte « ou aux colliques causées par quelque humeur « billieuse et qui, par succession de temps, devien-« nent phlegmatiques. »

Et nous aussi, nous avons vu de ces maladies qui *changeaient de nature avec le temps* et de *bilieuses* ou inflammatoires étaient devenues *phlegmatiques !* Nous avons, très-nettement, admis sous l'action de modificateurs de l'économie, le travail préparatoire du terrain, l'éclosion de germes cachés, la transformation régressive des maladies anciennes en maladies nouvelles, mais sans ériger, en doctrine, des évolutions qui, selon nous, tiennent bien plus au sujet qu'à la maladie elle-même. La plupart des malades que nous voyons, journellement, recourir aux Eaux sulfureuses, après l'usage plus ou moins prolongé des Eaux alcalines, appartiennent à cette classe des *régressés* qui éprouvent le besoin de refaire leur constitution ; mais nous aurions de la peine à attribuer à des mutations de la maladie, ces changements dans la direction des malades. Voici, par exemple, un malade, un arthritique, si vous voulez, qui a usé des Eaux alcalines contre une maladie des plus douloureuses dont il a guéri, mais dont il a gardé une sainte terreur. Aussi s'est-il condamné à un genre de vie des plus réguliers, à un régime des plus sévères, entouré des soins de la famille qui ne permet aucun écart et n'a, pour ramener le malade à l'ordre, qu'à rappeler le nom de la terrible maladie. Ce malade, dis-je, nous le retrouvons, un beau jour, auprès d'une source sulfureuse. Il n'a plus eu la goutte, plus de coliques néphrétiques ; Vichy, dans le temps, a fait merveille. C'est une complexion robuste, une peau brune, richement vascularisée, sous laquelle on reconnaît l'ex-pléthorique. Il n'y a pas à y regarder de bien près pour découvrir que ce n'est plus qu'un masque. Il accuse, d'ailleurs, une faiblesse générale, révèle des dispositions au catarrhe, tourne à l'asthme et, en fin de compte, annonce que l'an dernier, s'étant mouillé les pieds, pendant les pluies d'automne, il fut pris de douleurs rhumatoïdes, peu intenses, erratiques, dont il a souffert tout l'hiver. Il a de l'œdème aux pieds, se sert avec peine de ses bras... il se sent envahi.

Eh! bien, est-ce la maladie qui a changé ou le sujet? Est-ce l'évolution naturelle de l'état morbide ou simplement un changement dans la nature du terrain, avec germes nouveaux se développant là où les anciens ne trouvaient plus aucun élément de vie? Le malade se préoccupe bien, un peu, du lien de parenté qu'il peut y avoir entre sa goutte d'autrefois et son rhumatisme actuel. Quelques-uns y croient.

Quelle est, en réalité, la part de Vichy dans la situation présente? Vichy a été, sans aucun doute, très-utile; mais ce qui l'a été, non moins, c'est le souvenir de douleurs atroces, la sollicitude de la femme et des enfants, le régime, enfin. Seulement tout cela a été poussé trop loin; la constitution file à la dérive... il s'agit de la remettre en bonne voie; et l'on demande aux Eaux sulfuro-thermales leur action reconstituante. Je me souviens d'avoir donné mes soins à un vieillard qui se laissait mourir d'inanition pour éviter l'attaque que des vertiges, de plus en plus fréquents, semblaient rendre imminente.

D'autrefois, les circonstances ne sont plus les mêmes. L'indocilité du malade change les termes de la situation, son genre de vie, ses habitudes sont restés vicieux. C'est le pêcheur endurci; craintif comme tout homme qui a connu à ses dépens, le prix de la santé, mais confiant, à l'excès, dans l'efficacité du remède qui l'avait guéri une première fois. Pourquoi se priverait-il de çeci ou de cela? N'a-t-il pas les Eaux de Vichy sous la main? Au moindre malaise, à la moindre apparition d'acide urique, douze ou quinze bouteilles d'Eau! Souvent, il n'attend pas l'avertissement et prend les Eaux alcalines, comme préventif, comme moyen de corriger l'abondance des mets. En attendant, le catarrhe est arrivé, la débilitation est évidente, l'altération du sang manifeste; il y a des fatigues de tête, des douleurs musculo-articulaires ou névralgiques; souvent de l'herpétisme; la vessie elle-même est prise et comme l'acide urique n'en persiste pas moins et que les urines sont souvent troubles, le malade redouble de boissons alcalines. Il parlait de retourner à Vichy; son médecin ne l'a pas voulu... Tout le monde a connu de ces maniaques qui se sont tués avec le remède Leroy ou la liqueur Laville et qui ne sont morts qu'avec le regret de n'en avoir pas assez pris.

Ici, c'est l'action des Eaux altérantes qui n'est pas douteuse : elles ont atteint la constitution bien plus que la maladie. Celle-ci était, à peine, tenue en respect, pendant que l'organisme se débilitait et, quand le sol a été suffisamment amendé, ont surgi des états nouveaux. Est-il nécessaire de recourir à l'idée de *mutations* pour expliquer ce qui s'est passé? Je ne le pense pas.

Est-ce à dire que je méconnaisse aux diathèses ou aux maladies chroniques leur humeur changeante? Loin de moi cette pensée. Non-seulement je crois qu'une maladie perd de ses caractères et en prend d'autres, *par la succession des temps*, mais encore qu'elle peut, comme toute entité, dévier de son type primitif, s'altérer, dégénérer : il y a des déviations accidentelles, d'autres naturelles; des complications, des successions où celle-ci donne la main à celle-là ; des poussées où c'est la plus forte qui reste debout. Mais y a-t-il *transformation réelle* dans le sens qu'indique M. Pidoux? d'autre part, en distinguant l'*affection* de la *maladie*, n'a-t-on pas voulu maintenir l'expression même d'une filiation dans laquelle la maladie ne serait plus qu'une manière d'être, un point de vue spécial et transitoire? J'irai plus loin; et pour prendre un exemple dans notre milieu hydrologique : parmi ces nombreux malades qui nous arrivent atteints de rhumatisme, combien y en a-t-il qui n'aient pas quelque autre chose à accuser? Beaucoup sont dartreux de père en fils; interrogez-les, ils ne tarderont pas à vous parler de leur gosier ou de leur estomac... Cette subordination entre le rhumatisme les dermatoses et les maladies des muqueuses constitue la *trilogie thermale* sur laquelle nous nous sommes étendu dans le chapitre précédent...Quand les muqueuses sont prises, la peau va, généralement bien ; si le rhumatisme apparaît le tégument interne et externe sera débarrassé... cela court les rues; et de quel nom qu'on l'appelle, arthritis ou autrement, il est impossible de ne pas y voir le lien holopathique qui relie ces divers états.

Direz-vous que ce sont des mutations à courte échéance? Dans tous les cas, il faut bien le reconnaître, ces variations, ces changements, ces successions, les métastases elles-mêmes, obéissent à des lois... Mais ces lois nous échappent. Ce ne sont, pour le moment, que des oscillations et des soubresauts dans lesquels l'affection nous montre tantôt une face et tantôt une autre. Nous serions heureux si nous pouvions apercevoir, seulement le fil qui les met en mouvement.

Maladies auxquelles sont applicables les Eaux de Gréoulx

L'examen, même superficiel, de toutes les maladies qui viennent demander leur guérison à nos Eaux thermales nous entraînerait à des considérations sans fin, si nous voulions, seulement, énumérer les indications et les contre-indications propres à chacune d'elles. Nous ne pouvons donner, ici, qu'un aperçu d'ensemble et effleurer, en passant, les généralités qui se rattachent aux formes les plus communes, tandis que le plus grand intérêt d'une Station pareille porte, spécialement, sur les particularités que nous offre cette infinie variété de cas rares et curieux qui s'y donnent rendez-vous. Il est peu d'observatoire, en effet, plus intéressant que les stations thermales où, viennent, en quelque sorte, échouer, comme un rebut de la pratique ordinaire, les cas les plus invétérés, les plus rebelles, les plus rares, même. En vingt-cinq ans d'exercice, nous avons recueilli plus d'observations qu'il n'en faudrait pour représenter ici les formes les plus singulières et les plus variées de la pathologie des maladies chroniques, en même temps que les résultats les plus surprenants, les plus inespérés. Mais pour publier une collection de ce genre, nous allongerions, outre mesure, notre travail sans grand intérêt pour le lecteur qui trouvera plus de profit à recueillir, même sous leur forme la plus aphoristique, le résultat synthétique de cette longue expérience.

Les maladies chroniques, au lieu de faire, comme on le dit souvent, le désespoir de la médecine, en sont au contraire le triomphe, en ce sens qu'il est plus facile d'y suivre l'utile intervention du remède. Le résultat des Eaux n'est pas toujours immédiat dans ces maladies liées, pour la plupart, aux grandes diathèses ; il est rarement complet par le fait d'une seule saison. Les oscillations que l'on peut remarquer dans l'état de la maladie, en voie de traitement ne sauraient avoir qu'une très-minime importance ; ce sont les effets consécutifs qui ont seuls une valeur. Il faut, à l'économie, un certain temps, pour subir l'action des Eaux et réagir. Cette réaction, plus ou moins lente à se produire, se traduit, ordinairement, par des phénomènes critiques postérieurs à la cure, après lesquels, seulement, on pourra juger de la situation nouvelle. Il est peu de malades, atteints d'une de ces graves affections contre lesquelles ont échoué les moyens ordinaires, qui, ayant fait usage des Eaux thermales, n'aient à subir en rentrant chez eux une de ces crises. Heureuses les Eaux qui ont préparé l'événement si le médecin traitant est assez clairvoyant, assez énergique, pour combattre chez le malade et chez ceux qui l'entourent l'opinion d'ailleurs assez naturelle que les Eaux ont fait plus de mal que de bien, puisqu'elles ont provoqué une aggravation dont ils ne peuvent comprendre ni le sens ni la valeur ! Que de fois, n'avons-nous pas entendu répéter, sous diverses formes (y compris les plus désobligeantes) cette même pensée : « Les « Eaux nous ont fait le plus grand mal....! En ren- « trant chez nous, nous avons failli perdre notre « cher malade ! » On vous explique, alors, que ce n'est qu'après plusieurs semaines, qu'après l'emploi de tels ou tels moyens (auxquels on ne manque pas d'attribuer le succès) que l'amélioration s'est fait sentir. Il en résulte que l'on refuse, généralement, aux Eaux ce qu'il y a de bien et qu'on les accuse de tout ce qu'il y a de mal. On ne peut, certes, en vouloir au malade de raisonner ainsi ; mais on peut s'étonner de ne pas trouver plus souvent, chez son médecin, des opinions mieux arrêtées, une réfutation plus complète, plus de science, en un mot. De nombreuses observations ayant trait à des tumeurs blanches, à des caries des os, à de vastes nécroses, nous fournissent de merveilleux exemples de cette action tardive des Eaux; une d'elles est, surtout, remarquable par l'énergie que mit le médecin ordinaire à lutter contre la résistance de toute une famille, contre l'opinion même de ses confrères, et à nous fournir le moyen de guérir un malade dont on désespérait.

Ces améliorations, ces guérisons tardives, ne passent pas toutes, fatalement, par une aggravation. Il se trouve, dans le sujet comme dans la nature de la maladie, des conditions qui changent ou dévient l'action curative des Eaux dans un sens que l'on a voulu appeler électif, c'est-à-dire qui s'attache à un organe ou à un tissu malade, réveille son énergie et semble autoriser la distinction par M. Pidoux (1) des Eaux sulfureuses en *pectorales*, *gutturales*, *stomachiques*, *utérines*, *articulaires*, etc. Sans nous jeter dans les distinctions ardues de la spécialisation à outrance, nous nous efforcerons d'établir qu'il est des maladies qui guérissent mieux et plus complétement que d'autres, à Gréoulx, et de fixer, quand nous le pourrons, les limites d'action dans lesquelles peut se mouvoir la puissance curative des Eaux.

Affections herpétiques

Les variétés infinies que l'on remarque dans les manifestations extérieures de l'herpétisme; leur association aux divers états constitutionnels; les caractères qu'elles empruntent aux affections qui leur servent de support, ont considérablement amoindri les proportions de cette diathèse. L'association des dermatoses à la scrofule, à l'arthritisme, à la syphilis avec les modifications que leur imposent ces maladies enlèvent, en effet, à toute la

(1) Rapport général à l'Acad. sur les Eaux minérales. Année 1863.

classe cette apparence d'homogénéité qu'on s'était plu à lui accorder. Serait-ce une raison pour ne pas maintenir un nom qui n'en désigne, pas moins, à l'esprit, des caractères généraux qui font à ces maladies une place à part dans le cadre nosologique? Elles n'y seront pas plus à l'aise que tant d'autres qui ne se plient, guère mieux, à nos classifications artificielles; cependant, il est bon de les maintenir sous un nom d'ensemble, puisqu'elles rentrent toutes, également, dans la sphère d'action de nos Eaux.

Il en est des dermatoses comme de toutes les affections chroniques; le premier soin devrait être de soustraire le malade aux causes qui les ont engendrées ou développées. Les écarts de régime, les excitations morales ou physiques prolongées, les irritations locales, les chagrins soutenus sont les causes habituelles du développement de cette diathèse. Il faudrait, pour cela, soustraire le malade aux conditions sociales dans lesquelles il a vécu, jusqu'à ce jour, ce qui est impossible. La vie des Eaux a, sous ce rapport, l'avantage de changer le milieu et, pour peu que le malade y mette de la bonne volonté, il pourrait changer aussi la plupart de ses habitudes. Le repos des affaires, la tranquillité d'esprit, la vie au grand air sont les meilleures conditions hygiéniques auxquelles il est facile d'associer ce régime frugal que l'on sait être le plus favorable à l'amélioration de certaines affections chroniques. On se souvient de l'influence qu'exerça le siége de Paris et les privations dont il fut la cause, sur certains herpétiques; réhabilitant ainsi la diète sèche que l'on a trop délaissée dans les cas où il ne s'agit, le plus souvent, que de modifier la nutrition. Les traitements préparatoires, par les purgatifs et les boissons délayantes pourraient être, ici, très-utiles avant l'inauguration du traitement hydro-minéral.

La division la plus naturelle est celle qui distingue les maladies de la peau en *sèches* et *humides* et en *parasitaires*. Cette dernière, par la tendance qu'elle montre à s'accroître, journellement, aux dépens des deux autres, est assez mal limitée pour qu'on l'ait souvent confondue avec des affections qui lui sont étrangères. Ce qui explique, d'une part, leur envoi non motivé auprès des sources thermales, et de l'autre, contre toute attente, l'action quelquefois curative des Eaux. C'est la seule forme qui soit contagieuse, celle qui inspire généralement le moins de répugnance, et avec laquelle, cependant, il y ait des précautions à prendre au point de vue du linge comme des baignoires.

Dartres humides. — Parmi les Dartres humides, l'*Eczema* est, certainement, la plus commune et une des plus incommodes par sa persistance, par la fréquence de ses exacerbations, par la tendance qu'elle a à reparaître avec les changements de saison, à s'étaler sur les mains et le visage et quelquefois à se généraliser. Le diagnostic en est facile tant que l'éruption reste vésiculeuse mais pendant sa période de desquamation, on pourrait la confondre avec une dartre sèche si le malade n'était là pour retracer les commémoratifs. La période d'éruption et d'écoulement est, sans comparaison, la plus douloureuse; il est des malades chez qui les démangeaisons sont tellement vives qu'elles les plongent dans un état de surexcitation qui finit par porter atteinte à l'exercice des principales fonctions et par épuiser leurs forces. D'autres, à tempérament mou et peu irritable, supportent mieux leur mal et jouissent de toutes les apparences de la santé.

Parmi les caractères qui rapprochent les diverses formes *humides*, le plus intéressant est, sans contredit, la propension qu'elles ont à céder, mieux que les formes sèches, à l'action des Eaux. L'eczema est encore, dans cette classe, celui qui compte, chaque année, le plus grand nombre de guérisons. Il faut, sans doute, tenir grand compte des conditions constitutionnelles du sujet et proportionner la médication à ses suscéptibilités organiques; mais d'une manière générale, la médication donne, ici, des résultats plus immédiats et plus complets que dans la plupart des autres dermatoses. La condition essentielle du traitement de l'eczema généralisé ou à recrudescences faciles, est le calme; il faut dans ce cas, éviter les secousses et les réactions. Mais il est des cas, au contraire, où l'on manquerait le but si l'on ne faisait passer le malade par les épreuves d'une stimulation pouvant aller jusqu'à l'exacerbation. Ce sont là, pour le médecin, des appréciations qui peuvent varier, mais qui naissent autant des indications que lui fournit la nature des Eaux que de l'expérience acquise dans sa pratique spéciale. S'il a affaire, par exemple, à un tempérament sec et irritable, avec manifestations aiguës, il saura se tenir dans les limites de l'action sédative du bain, diminuer sa température en même temps que sa durée, baisser les doses à boire, y associer même les tisanes rafraîchissantes et, au besoin, les applications locales émollientes..... Si la maladie est, au contraire, à forme torpide, si le sujet est lymphatique, jouissant de toutes les apparences de la santé, gras, avec une légère bouffissure de la face ou des lèvres, le médecin sait qu'il n'a pas à redouter les exacerbations qu'il aura même à les provoquer, s'il ne préfère exercer une dérivation sur l'intestin, et que le traitement doit être poussé, par la boisson, surtout, jusqu'à saturation. Entre ces deux extrêmes sont, naturellement, les termes moyens qui établissent la principale part de difficultés que rencontre le praticien dans l'application du traitement hydro-minéral. Si la forme spécifique de la maladie est la seule base de l'indication thérapeutique, il faut bien reconnaître que les conditions propres au sujet entrent pour une bonne part dans la détermination du choix de la source et encore plus de la manière de l'appliquer. L'expérience nous démontre, de plus en plus, que c'est dans les dermatoses liées au lymphatisme ou à la scrofule que nos Eaux font leurs plus belles cures. Chez les tempéraments bilieux ou sanguins l'amélioration est plus rapide, mais moins durable. Les meilleurs effets sont ceux qui se produisent lentement et postérieurement à l'usage des Eaux. Les bains tempérés sont encore les plus actifs.

Dartres sèches. — Si les formes *sèches* sont, de beaucoup, les plus résistantes, elles ont, au moins, cela de bon qu'elles épargnent, généralement, le visage, pour se placer sur les régions couvertes et qu'elles ne sont guère sujettes aux répercussions ou aux rétrocessions. La plus commune est, sans contredit, le *pityriasis* qui tient de l'herpétisme ou de l'arthritisme et se complique fréquemment de manifestations sur le tégument interne : les angines granuleuses, les laryngites chroniques, les dyspepsies, le catarrhe lui-même sont les formes habituelles de l'herpétisme sur les muqueuses. Le pityriasis a pour siége de prédilection le cuir chevelu. C'est une affection plus incommode que grave, procurant de vives démangeaisons et accompagnée d'une desquamation furfuracée qui lui donne un certain air de parenté avec l'eczema dans sa période finale. Quoique persistante, les Eaux ont sur elle, facilement, prise; elles ne la guérissent pas toujours, pour longtemps du moins; mais elles améliorent l'état de la peau et déterminent de notables amendements dans les manifestations qui ont leur siége à l'intérieur.

Le *psoriasis* et ses diverses variétés sont autrement tenaces et constituent une production épidermique abondante caractérisée par des plaques épaisses, blanches et nacrées dont l'élimination laisse la peau d'une teinte rougeâtre. Sa nature est essentiellement herpétique et emprunte à l'arthritisme et à la syphilis des caractères qui permettent de distinguer ces deux formes. Il est, toutefois, en corrélation plus intime avec le rhumatisme qu'avec les maladies des muqueuses. Il guérit rarement par l'usage seul des Eaux qui se bornent à l'améliorer momentanément, à *blanchir* le malade. C'est la maladie qui demande, peut-être, le traitement le plus soutenu et qui ne se modifie profondément qu'à la condition qu'on n'abandonnera la médication qu'après en avoir épuisé toutes les ressources. La forme plantaire et palmaire qu'elle soit herpétique ou syphilitique est, encore, la moins rebelle. Parmi nos vieux habitués, nous avions de nombreux psoriasiques qui revenaient, sinon chaque année, au moins à intervalles et après avoir essayé d'autres sources. Ils finissaient par considérer leur mal comme un ennemi salutaire, une sorte de soupape de sûreté qui les garait contre les atteintes de crises rhumatismales, avec lesquelles ils avaient eu trop longtemps à compter. C'est au psoriasis invétéré et résistant que s'adressent généralement les médications adjuvantes par l'arsenic ou les préparations mercurielles qui n'ajoutent malheureusement pas grand'chose à l'action curative des Eaux.

L'*ictyose*, maladie assez commune dans la zône méditerranéenne, qui, par ses productions épidermiques ne serait que l'exagération du psoriasis, tient de près à la scrofule ; ses tendances à la généralisation, ses dispositions héréditaires, la sorte de cachexie qu'entraîne la déperdition journalière en font comme un degré plus avancé de la diathèse. Les Eaux la modifient rapidement, dans son développement épidermique; mais l'effet n'est pas de longue durée et les squames se reproduisent bientôt. C'est surtout au sujet de ces maladies invétérées qu'il est opportun de s'élever contre ce préjugé qui déclare les Eaux inefficaces si elles ne guérissent pas dans un laps de temps donné. On ne saurait trop le répéter, les Eaux ne font pas de *miracles;* elles ne guérissent pas, en quelques jours ou quelques semaines, des maladies qui sont, le plus souvent, congénitales. Le devoir de tout médecin serait de ne conseiller la cure que dans le cas où le malade pourrait se condamner à la subir avec une persistance proportionnée à l'ancienneté du mal.

PAPULES.— Les dermatoses *papuleuses*, prurigo et lichen sont accompagnées de démangeaisons tellement vives qu'elles deviennent, pour peu qu'elles soient généralisées, un supplice atroce pour les malheureux qui en sont atteints; quelquefois, les démangeaisons existent sans éruption. Elles entraînent une surexcitation nerveuse qui va, chez certains malades, jusqu'à altérer leurs facultés intellectuelles. On comprend combien les Eaux chaudes doivent être d'un mince secours contre un état, qui réclame, avant tout, le calme et les calmants. On a cependant cru qu'il y aurait, parfois, avantage à produire une exacerbation momentanée pour obtenir, ensuite, une sorte de réaction et les Eaux sulfureuses appliquées, même dans ce sens, n'ont donné que des résultats négatifs. Les premiers bains sont, ordinairement, bien supportés, ils produisent un effet sédatif de la circulation qui se traduit par quelques heures de calme ; mais ce calme passager ne tarde pas à se convertir en recrudescence, et rien ne démontre qu'il y ait profit à persister. Aussi, peut-on dire, hardiment, que les Eaux sulfureuses de Gréoulx sont contre indiquées dans le traitement des affections papuleuses.

Affections syphilitiques

Tout le monde connait la réputation faite à certaines Eaux sulfureuses d'appeler, au-dehors, le virus syphilitique profondément caché au sein des tissus; ou bien, quand la présence du virus se trahissait déjà par des signes douteux, de rendre le diagnostic plus certain (1). A cette propriété s'ajouterait une vertu curative des accidents propres de cette affection, soit comme action directe, soit comme auxiliaire des traitements mercuriels et iodurés. On sait que la plupart des syphilitiques qui fréquentent les Eaux thermales (et ils sont nombreux si l'on fait rentrer dans cette classe tous ceux qui, de près ou de loin, ont des craintes à confesser au sujet de leurs antécédents), on sait, dis-je, que la plupart vont, sur la foi des traités, demander aux Eaux la confirmation de leur guérison, en vertu de cette théorie que je n'ai pas à discuter,

(1) Guide pratique aux Eaux minérales, par C. James, 1852.

ici. Eh bien! je dois à la vérité cet aveu que jamais, dans aucun cas, il ne s'est présenté chez nos malades, la moindre explosion de symptômes révélant l'existence d'une syphilis larvée. Je ne parle pas de quelques malades venus aux Eaux, avec tous les signes de l'affection constitutionnelle rebelle aux moyens ordinaires et pour qui l'on ne demandait aux Eaux qu'une impulsion tonifiante et un repos, en attendant la reprise du traitement spécifique. Encore moins de ceux chez qui la maladie n'existe qu'en imagination et pour qui une pareille confiance est un bienfait imaginaire qu'il serait cruel de leur enlever. Je parle de ces cas où, n'ayant plus aucune manifestation extérieure, le malade conserve cependant des doutes légitimes et se plaint de divers malaises, soit du côté des muqueuses, soit vers les centres nerveux, troubles de fonctions, névralgies, névroses, etc.; ou bien de certains cas, assez fréquents, où des manifestations cutanées, voire même, des engorgements ganglionnaires sont considérés comme sous la dépendance du vice syphilitique. Or, dans aucun de ces cas, je puis l'affirmer, nous n'avons vu d'explosion réelle. C'est à peine si nous aurions pu, dans un très-petit nombre, parler d'exacerbation momentanée. Souvent, en effet, comme pour une dermatose ordinaire, la maladie semble s'améliorer, au début, par un semblant de *lavage*, puis, reste stationnaire et les Eaux n'ont produit, en définitive, aucun effet ni curatif, ni révélateur; le psoriasis et l'ecthyma sont, plus particulièrement, dans ce cas. Quant aux guérisons qu'il nous arrive d'obtenir, elles témoignent que la maladie était éteinte et que nous ne traitions que ses manifestations posthumes. Les améliorations que nous voyons survenir, en voie de traitement, n'ont pas une grande valeur; la cure se fait, le plus souvent, avec de fréquentes oscillations, et se termine par une guérison, sans crise, sans aggravation, sans aucun symptôme nouveau. Ajoutons que la plupart de ces malades subissent un traitement long et énergique motivé par le vif désir qu'ils ont d'être éclairés sur leur situation. Ce sont les seuls chez lesquels il nous arrive, fréquemment, de donner des bains de plusieurs heures, ou plusieurs bains par jour, sans compter les verres d'eau jusqu'à saturation.

Je ne sais comment les choses se passent, ailleurs; cependant, s'il faut en juger par le calme qui s'est fait autour de l'idée, depuis quelques années, cette croyance à l'action révélatrice des Eaux, comme pierre de touche de la syphilis serait singulièrement ébranlée. D'autre part, je vois que ce qui se passe à Gréoulx ne se passe pas autrement à Barèges et dans quelques autres sources. Nous serions donc autorisés à attaquer cette confiance imméritée en la vertu des Eaux sulfureuses qui sont assez riches de leur propre fond pour qu'on ne leur prête rien de plus merveilleux. La seule conclusion à laquelle nous puissions nous arrêter est celle-ci : la médication thermale est utile au traitement de la syphilis parce qu'elle aide les efforts de la nature, chez certains dyscrasiques, en relevant la constitution, en favorisant l'action des médicaments. « Les « Eaux minérales sont merveilleuses pour la recons-

« titution des tissus et la rénovation rapide des élé-« ments anatomiques normaux altérés par l'in-« fluence morbide ou l'excès des médicaments « absorbés (1). » Elles peuvent être considérées comme prophylactiques de la salivation mercurielle, par cette raison qu'elles dissolvent l'intoxication de l'organisme et pourraient, dans une certaine limite, par les proportions d'iode relativement élevées que contiennent celles de Gréoulx, agir dans le sens de la médication spécifique telle qu'on la pratique avec les moyens ordinaires.

Les Eaux thermales provoquent d'abondantes transpirations et l'on sait que c'est là une méthode de traitement dans les affections virulentes; ces sudations abondantes peuvent être pour beaucoup dans la guérison des syphilides qui ont longtemps résisté à la médication spécifique. Les sécrétions des muqueuses sont, également, activées et l'urèthre, impressionné par cette stimulation, voit apparaître ou s'aggraver des écoulements dont l'action substitutive concourt à la guérison de ces suintements anciens qui ont une tendance à se perpétuer. C'est sans doute à cette même action substitutive que nous devons les résultats inattendus obtenus sur des angines invétérées, avec granulations caractéristiques, qu'accompagnent, d'ordinaire, l'engorgement des amygdales et des ganglions cervicaux. Ces états sont généralement, exaspérés par le trai-

(1) Armieux. *Etudes médicales sur Barèges*, p. 489.

tement dont les bons effets ne se font guère sentir que plusieurs semaines après la cure.

L'arthrite blennorrhagique est une forme bénigne que nous avons vue se produire, en voie de traitement thermal, et qui cède comme la plupart des arthrites légères. Les formes les plus graves qui sont, naturellement, les plus résistantes sont, pour nous, le psoriasis et certaines manifestations profondes du côté du système osseux, auxquelles nous joindrons l'esthiomène, dans ses divers degrés de parenté avec la scrofule.

Affections scrofuleuses

Nous ne connaissons pas de bonne caractéristique de la scrofule. Sa description, comme celle de toutes les diathèses, se résume dans l'énumération des divers caractères que présentent ses manifestations. Celles-ci, même, sont loin d'avoir une limite bien définie ; ce qui, pour un médecin, n'est encore que du lymphatisme, pour un autre est déjà de la scrofule. Tout ce qu'on peut en dire de plus général, c'est qu'elle se montre comme une dyscrasie, dont le caractère principal est la tendance à la dégradation des éléments organiques ; qu'elle coexiste avec tous les tempéraments ; qu'elle se présente sous forme d'engorgements passifs, de tumeurs indolentes, d'irritations chroniques, de suppurations et de destruction des tissus ; et qu'il n'est aucun organe ni aucun système sur lesquels elle ne puisse se produire. Le lymphatisme, la débilitation et l'engorgement lui servent de dispositions initiales, comme la cachexie et le tubercule sont ses manifestations ultimes.

La scrofule ne naît pas de toute pièce; elle est, avant tout, héréditaire; mais n'a rien de fatal. Elle peut se préparer et se développer sous l'influence des milieux, comme aussi s'éteindre ou rester, éternellement, à l'état de prédisposition si les conditions hygiéniques ne sont pas favorables à son développement. Toutes les causes qui exercent une dépression sur les forces, les longues maladies, la misère, l'insuffisance de nourriture, les climats froids et humides, les habitations insalubres, le défaut d'exercice et de grand air sont considérés comme exerçant une action sur la marche progressive de la diathèse; mais nous ne saurons jamais dans quelles limites peuvent agir ces causes puisque la maladie, loin d'être l'apanage exclusif des classes pauvres ou besoigneuses, frappe, au contraire, dans tous les rangs de la société. Sa marche insidieuse est d'autant plus redoutable qu'elle se cache, souvent, sous les apparences de la santé la plus florissante. Si la scrofule, en effet, imprime quelquefois son cachet sur la physionomie de l'enfant, si les cheveux noirs, la face pâle et bouffie, les lèvres épaisses, les traits grippés, l'air vieux en sont les signes pathognomoniques apparents, combien ne rencontre-t-on pas de ces enfants au visage rebondi, aux cheveux blonds, au teint frais et coloré dont la beauté attire et qui, sous la moindre cause occasionnelle, sont frappés d'engorgements ganglionnaires, d'éruptions et d'écoulements muqueux dont la persistance est comme la marque de cette redoutable diathèse. L'intelligence, souvent précoce, dont s'enorgueillissent les parents, le développement des formes qui font de certaines fillettes de petites femmes, sont des manifestations trompeuses auxquelles on se laisse, trop facilement, prendre. A plus forte raison, ces constitutions frêles et délicates, si fréquentes chez les jeunes filles pubères, cette grâce pleine de morbidesse qu'étalent tant de jeunes filles nubiles, font-elles redouter pour elles le poids de la maternité dont les fatigues entraînent chez la femme tant de misères et, trop souvent, l'explosion du germe fatal. Mais, par cela seul que cette diathèse, quand elle n'est pas congénitale, se développe de bonne heure, et qu'elle marche lentement, elle est, en quelque sorte, si l'on peut se servir de ce mot, plus malléable que tout autre et il est, presque toujours, un moment dans la vie, où la disposition morbide pourra être réfrénée et s'éteindre. Une sage intervention hygiénique jointe aux ressources thérapeutiques des Eaux minérales et des bains de mer en auront, souvent, raison.

De toutes les maladies générales que nous voyons aux Eaux de Gréoulx, la scrofule est, sans contredit, celle qui s'y présente le plus fréquemment par la raison qu'elle est, de beaucoup, la plus commune ; une de celles qui s'associent à presque toutes les autres, leur prenant ou leur apportant, à tour de rôle, les plus graves éléments de complication. Aussi, peut-on dire que la spécialisation de ces

Eaux, en faveur de cette diathèse, est depuis longtemps établie et, tous les jours, confirmée par les guérisons les plus remarquables.

La nature des divers états morbides symptômatiques de la scrofule nous est révélée, moins par leurs caractères objectifs que par l'impression générale que laisse cette diathèse sur l'habitus du sujet. La distinction que nous avons ébauchée entre les deux types physionomiques qui en sont l'expression ordinaire, nous autorise à déduire deux formes distinctes de la maladie, l'une appartenant aux tempéraments secs, nerveux et irritables, l'autre affectant les tempéraments lymphatiques et mous, peu enclins aux réactions; d'un côté la forme éréthique, de l'autre la forme atonique. Mais cette distinction dont il faut tenir compte avec l'adulte est de moindre valeur quand il s'agit de l'enfant ou de l'adolescent; d'autre part, cet éréthisme est, dans la majorité des cas, plus apparent que réel; il est le résultat de l'anémie ou de la débilitation et l'on se tromperait si l'on voulait en mesurer l'énergie à ce que l'on a l'habitude d'observer dans les autres maladies. On sait que chez les lymphatiques la stimulation peut être portée, impunément, à son plus haut degré; il est probable qu'on pourrait, chez les autres, rester dans les limites de la modération, sans avoir grand'chose à redouter. C'est ce que l'expérience confirme.

Cette immunité relative devant l'exacerbation rend la maladie accessible à une médication énergique, variée et soutenue.

Engorgements ganglionnaires. — L'engorgement des ganglions cervicaux est le premier degré de la maladie et l'on sait que ce signe lui fait rarement défaut. Ces ganglions sont, simplement, engorgés et, dans ce cas, le malade ne recourt guère aux Eaux thermales, à moins que d'autres symptômes plus graves, n'en motivent l'emploi, ou bien la suppuration s'en est emparée et il n'y a d'autre ressource que d'en activer la marche pour arriver à tarir la suppuration et à empêcher les ganglions voisins de se prendre. L'action éliminatrice des Eaux est, dans ce cas, assez puissante pour opérer, en quelques jours, un travail qui aurait mis plusieurs semaines à se produire ; mais cette suppuration est loin d'amener la fonte complète de tout le chapelet ganglionnaire ; il reste toujours quelques noyaux indurés qui, tôt ou tard, serviront de prétexte à de nouvelles poussées inflammatoires. Tant il est vrai que cette manifestation, moins grave que rebelle, tient, plutôt, au tempérament lymphatique qu'à la diathèse scrofuleuse. L'engorgement simple n'entache guère l'économie ; c'est comme un projet, sans valeur, auquel manque la signature ; la suppuration la lui apporte. Le grand intérêt est, donc, de dissoudre l'engorgement, dès qu'il se forme, avant qu'il ait pris des proportions inquiétantes. Les Eaux, appliquées à temps, peuvent l'arrêter, le dissoudre, même ; mais, s'il est volumineux, elles n'auront d'autre effet que de hâter la fonte purulente. Or, malgré toutes les chances de régression que peut offrir la maladie, la suppuration n'en est pas moins une grosse affaire chez la jeune femme où elle est et demeure, pour la santé la plus florissante, le cachet indélébile d'un moment de défaillance.

SCROFULIDES. — Les Scrofulides sont, généralement, des dartres sécrétantes et ulcéreuses. Elles constituent un degré plus avancé de la diathèse et appartiennent à tous les âges. Elles s'accompagnent de blépharites, d'ophthalmies, d'irritations chroniques des muqueuses.

Tant que la maladie ne se présente que sous les dehors du *lymphatisme*, les Eaux sulfureuses, jouant le rôle d'agent prophylactique, sont parfaitement appropriées à l'effet qu'on en attend; elles exercent sur l'organisme une sorte d'action virtuelle qu'il est très-difficile d'apprécier dans ses résultats immédiats. Mais, dès que les manifestations herpétiques se produisent, serait-ce sur la peau d'un jeune sujet, il devient utile de recourir, le plus tôt possible, à une médication reconstituante énergique avant que la maladie ait eu le temps d'entacher profondément l'économie. On sait, du reste, avec quelle facilité guérissent l'eczema et l'impétigo du premier âge. L'expression *jeter sa gourme* semble dire que c'est le mode d'épuration employé par la nature, après lequel tout paraît fini, pendant quelques années. Ces manifestations initiales disparaissent, en effet, comme par enchantement; mais il est rare qu'elles ne se reproduisent pas, plus tard, sous quelque autre forme. C'est, ordinairement, l'âge de la puberté qui ouvre, de nouveau, la scène. C'est, avons-nous dit, la période des engorgements cervicaux et des suppurations aux traces indélébiles. A la dysménorrhée, chez les jeunes filles, s'associent les diverses acnés et les troubles de la digestion. Les formes *vésiculeuses*, *pustuleuses*, *ulcéreuses* sont les degrés successifs, habituels, que suit la maladie, chez le sujet, à mesure qu'il avance en âge, et il est rare qu'elles ne s'accompagnent de sécrétions muqueuses ou d'irritation chronique du pharynx et des premières voies respiratoires.

Les scrofulides qui guérissent, le mieux, sont naturellement les moins invétérées. A l'âge de la puberté, les Eaux thermales aidant à la menstruation sont d'un précieux secours. La faculté qu'on a de les boire et d'assimiler les principes minéraux qu'elles contiennent, l'iode et le brome surtout, les rend supérieures aux bains de mer que ne supportent pas, également, toutes les constitutions. Nous avons vu, par exemple, bien des enfants qui n'avaient pas pu supporter les Eaux salées, prendre chez nous, sans la moindre fatigue, un nombre considérable de bains. C'est même un fait à signaler que cette tolérance spéciale que montrent les enfants pour la médication thermale! Nous n'oserions croire qu'il y ait rien là de particulier à notre source; la chose n'en est pas moins remarquable; elle est constante, d'ailleurs, et nous permet d'utiliser les Eaux avec l'énergie voulue dans les cas où notre confiance est, toute, à la médication bromo-iodurée.

Abcès froids, Abcès par congestion. — Les Abcès froids se forment lentement et peuvent occuper les diverses parties du corps ; ils sont une des manifestations les plus profondes de la diathèse scrofuleuse. Qu'ils soient idiopathiques ou bien symptômatiques d'une carie des os, ce qui est le cas le plus fréquent, leur gravité n'en est pas moins considérable. Il est même rare qu'arrivé à ce degré de cachexie le malade ne présente pas des signes de tuberculisation. Il est donc très-opportun de s'assurer de l'état de la poitrine avant de diriger un traitement dont l'énergie devra, nécessairement, varier suivant qu'il se trouvera ou non sous le coup de cette grave complication. Si le traitement est énergique, si le malade le supporte et le prolonge convenablement, l'amélioration et, dans quelques cas, la guérison peuvent s'obtenir. Cette dernière est plus fréquente dans la carie des côtes et des os longs que dans celle des os courts et spongieux, des vertèbres entre autres. Ces abcès par congestion que l'on reconnaît, avec raison, comme d'une gravité extrême, les caries profondes, les nécroses, etc., ont donné, de tout temps, à Gréoulx, des résultats faits pour surprendre tous ceux qui en ont été témoins et, surtout, les médecins qui nous avaient envoyé les malades. Plusieurs de ces observations ont été publiées et la plupart des sujets sont autant de preuves vivantes que nous nous plaisons, chaque année, à mettre sous les yeux des confrères qui nous font l'honneur de visiter nos Eaux. Nous regrettons que le cadre restreint de cette publication ne nous permette pas d'en reproduire, ici, quelques-unes. Ces malades forment, sans aucun doute, le plus fort appoint de nos insuccès et de nos déboires ; mais, les résultats obtenus dans de si graves lésions ne perdent rien à être moins nombreux ; ils n'en sont pas moins précieux puisqu'ils confirment des guérisons que l'on avait, vainement, demandées à d'autres moyens thérapeutiques et que l'on n'attendait plus. On peut donc affirmer qu'il n'y a pas d'état pathologique dans lequel l'efficacité des Eaux minérales de Gréoulx soit aussi étendue et aussi profonde que dans la scrofule.

La gravité que j'accorde, à peu près égale, aux deux formes d'abcès tient, d'abord, à ce que l'abcès froid simple est rarement isolé ; qu'il sera bientôt suivi d'une série d'autres, plus ou moins larges, finissant par se compliquer de carie ; d'un autre côté, il se passe pour l'abcès froid ce que nous remarquons dans la plupart des tumeurs graves : l'affection est d'autant plus lente, dans sa marche, d'autant plus résistante à la médication qu'elle est moins avancée dans son évolution. Cela tient-il à ce qu'elle est, alors, dans sa période d'indolence et est-il dans la nature de la maladie d'être moins impressionnable à la médication tant que le travail d'élimination n'est pas commencé ? Cette interprétation nous semble préférable à une accusation d'impuissance portée contre nos Eaux. La suppuration étant l'effort suprême, la nature est, avec elle, plus près du but. C'est la lutte finale, dans laquelle elle succombera peut-être, mais où elle emprunte, pour vaincre, toutes les ressources qui lui sont offertes.

Tumeur blanche. — Il est impossible de reconnaître une Tumeur blanche à son début. L'arthrite, qu'elle soit rhumatismale, traumatique ou strumeuse, se présente avec les mêmes caractères; mais elle ne tarde pas à se dessiner et, soit par la nature des douleurs, soit par les allures de sa marche, soit par la forme bosselée de la tumeur, le diagnostic ne tarde pas à s'éclairer. Toute arthrite peut dégénérer en tumeur blanche. Toute tumeur blanche peut être le résultat d'un traumatisme fécondé par une diathèse; elle peut succéder à une fièvre grave, ou bien naître spontanément, sous l'impulsion du rhumatisme, de l'herpétisme, de la syphilis, etc.

Le but qu'on se propose en appliquant les Eaux aux manifestations, toujours graves, de la scrofule localisée sur les articulations est d'arrêter la marche de l'affection, de relever la constitution misérable du sujet, et de rétablir les mouvements du membre. Le traitement sera, donc, général et local; les douches et la boisson seront appelées à jouer un rôle proportionné au degré d'irritabilité locale et au degré de susceptibilité du malade; mais l'indication la plus importante sera fournie par l'examen de la poitrine qui est souvent un obstacle à la médication énergique que réclame la maladie.

Il en est de ces tumeurs comme des engorgements de ganglions; elles sont d'autant plus résistantes à l'action des Eaux qu'elles sont plus éloignées de la période de suppuration. Il nous est arrivé, en effet, de ne pouvoir constater aucun résultat ni immédiat, ni consécutif, sur certaines tumeurs peu développées, tandis que d'autres, plus anciennes, accompagnées de désordres considérables, chez des sujets arrivés à la dernière période de la cachexie, s'amélioraient, je ne dirai pas, comme par enchantement; mais enfin, arrivaient, peu à peu, avec cette lenteur qui caractérise l'évolution de pareils états, à une situation meilleure.

Ceci nous amène à distinguer dans les tumeurs blanches deux formes distinctes, l'une caractérisée par l'engorgement des tissus extérieurs, jusques et y compris les cartilages intra-articulaires, peu disposée à l'inflammation, lente, torpide, peu douloureuse; l'autre, au contraire, franchement inflammatoire, très-douloureuse, détruisant les cartilages articulaires et boursoufflant la portion spongieuse des os. Celle-ci se complique, presque toujours, de désordres locaux, abcès profonds, trajets fistuleux, caries, contractures et soubresauts douloureux des muscles qui amènent l'affaiblissement progressif du sujet et un état cachectique profond.

Autant, dans le premier cas, il nous est facile de procéder à une médication énergique, autant dans le second devons-nous être sobres de moyens violents pour éviter le développement, toujours redoutable, d'une phlogose profonde. La plus grande prudence est nécessaire devant l'éréthisme d'un malade épuisé par la douleur et ce n'est qu'à force de soins et d'attention que l'on peut espérer mener à bonne fin une médication à laquelle il ne faut demander que ce qu'elle peut donner. Bienheureux le malade si, après plusieurs semaines de traitement, il peut accuser cette amélioration dans l'état général qui est le prélude nécessaire et obligé à toute amélioration locale. Plusieurs mois s'écouleront, peut-être, pendant lesquels des hauts et des bas laisseront les plus grands doutes sur le résultat de la cure, avant qu'un changement avantageux vienne apporter la confiance et conseiller une seconde et, plus tard, une troisième saison. La médication thermale est à long terme ; la chose n'est jamais plus évidente que dans ces maladies qui ont altéré profondément la constitution du sujet. Le but final, la guérison de la tumeur, n'arrive que par soudure de l'articulation ; aussi faut-il prévoir cette terminaison et placer, dès le début, le membre dans la position la plus favorable à son fonctionnement futur. L'extension, pour la jambe, est déjà la position qui expose le moins aux soubresauts musculaires, aux contractures, et par conséquent aide le mieux à la guérison.

La tumeur blanche est plus fréquente sur quelques articulations que sur d'autres. Elle affecte, de préférence, les articulations tibiotarsiennes, celles des genoux, des poignets ou des coudes. Elle se porte également sur les articulations des vertèbres où elle se comporte de la même façon et amène les plus graves accidents.

Les désordres sont, ordinairement, limités aux tissus fibreux et cartilagineux et peuvent se terminer par ankylose au bout de quelques semaines ou de quelques mois ; mais si le tissu osseux est envahi, la suppuration étant lente à se produire au dehors, de nombreux trajets fistuleux s'établissent et la constitution du malade s'altère profondément avant que les Eaux aient eu le temps de relever les forces.

On réserve à la tumeur de l'articulation de la hanche le nom de *coxalgie*. Cette localisation du vice scrofuleux est d'autant plus grave qu'elle reste longtemps méconnue et qu'on n'en distingue guère la nature que lorsque les accidents sont déjà considérables.

Une des guérisons les plus remarquables qu'aient obtenues les Eaux de Gréoulx, dans cette grave affection est celle de M. de F... qui, par reconnaissance, devint acquéreur de l'Etablissement. Il avait été condamné par les médecins les plus haut placés; en proie au dernier degré du marasme, après une longue et abondante suppuration de la hanche, avec élimination de nombreux fragments osseux, il finit par guérir, et fut assez heureux pour modifier l'ankylose jusqu'à ramener l'usage du membre à l'état à peu près normal.

Nous pourrions énumérer, ici, plus d'une guérison semblable si nous n'hésitions quelquefois à donner ce nom de *coxalgie* à des affections qui n'ont pas été accompagnées de suppuration et qui, malgré la constitution strumeuse des sujets, pourraient n'avoir été que des manifestations rhumatismales à forme aiguë.

Affections rhumatismales

Tous les auteurs qui se sont occupés du rhumatisme ont cherché à établir des divisions correspondant aux divers aspects sous lesquels se présente l'affection protéiforme par excellence. La première qui se présente à l'esprit, la plus naturelle, parce qu'elle est la plus superficielle, est la distinction entre l'état aigu et l'état chronique; mais cette distinction ne touche qu'aux apparences du moment et ne préjuge rien. Le siége de l'affection, son étendue, les tissus ou les organes atteints, les désordres, même, servent à établir une classification. La constitution et le tempérament du sujet, les caractères inflammatoires ou torpides du mal s'y prêtent, également, et distinguent deux ordres de rhumatismes et de rhumatisants. La nature de la maladie et le rôle des diathèses fourniraient une meilleure base que l'état de nos connaissances ne nous autorise pas suffisamment à utiliser. Toutes ces distinctions qui varient, suivant le point d'optique où se place l'observateur, sont très-utiles; elles permettent et facilitent l'étude méthodique des divers cas; mais les groupes qu'elles forment se refusent, le plus souvent, à entrer dans les limites du cadre et les liens dont on les a serrés se relâchent à chaque introduction nouvelle.

Pour nous dont les yeux sont constamment tournés vers l'action curative des Eaux et qui n'avons devant nous que les formes manifestement chroniques, il est assez naturel que nous établissions nos groupes d'après l'influence qu'exercent celles-là ou sur le plus ou moins de résistance qu'offrent celles-ci. En d'autres termes, nous cherchons, chez le sujet, dans l'exercice de ses fonctions et dans les modifications que nous y apportons, le comment et le pourquoi des résultats obtenus.

N'envisageant le rhumatisme que dans sa genèse c'est-à-dire dans les rapports qui existent entre les divers troubles des fonctions de la peau et des muqueuses et les altérations consécutives qui amènent, dans l'organisme, l'explosion de la manifestation diathésique, nous donnerons, ici, l'exposé des résultats auxquels nous amène l'observation de tous les jours. Quelle que soit, en effet, l'interprétation physiologique que l'on veuille assigner au mode d'action des Eaux, on peut être assuré qu'elles représentent, la médication générale par excellence, en ce sens que leur action s'exerce, à la fois, sur la nutrition, sur la circulation capillaire et sur les sécrétions ; la calorification thermale de la peau et l'activité inévitable qui s'en suit, autorisent cette conviction que c'est sur cet organe que s'exerce la plus grande part d'action du traitement et que c'est, en rétablissant la synergie du tégument externe que les Eaux thermales agissent sur le rhumatisme et sur ses complications.

Le rhumatisme est de toutes les saisons. Cependant l'état physiologique de la peau n'est pas le même aux diverses époques de l'année ; et les différences fonctionnelles doivent exercer une influence sur la facilité d'accès de l'affection et sur ses caractères ou sa manière d'être, selon qu'il est contracté en hiver ou en été. Ajoutons que les personnes les plus disposées au rhumatisme sont celles dont la peau fonctionne trop peu et celles dont la transpiration est exagérée. De là deux catégories de rhumatismes, avec cette particularité que ceux qui transpirent difficilement contractent leurs douleurs, en hiver ou au printemps, tandis que les autres, chez qui le refroidissement de la peau est facile, sont plus souvent atteints, en été et en automne. Le rhumatisme aura bien pu, dans les deux cas, débuter par la forme aiguë; mais il deviendra, toutes choses égales d'ailleurs, plus facilement chronique chez les premiers que chez les seconds, c'est-à-dire qu'il était en puissance chez ceux-là et reste acquis chez ceux-ci.

Les Eaux agiront-elles de même sur l'une et l'autre de ces deux catégories? Oui! à la condition que la cure sera proportionnée au degré de résistance présumée que permet de préjuger l'état de la peau, et qu'elle se fera à des époques différentes : ceux dont la peau fonctionne avec trop d'activité auront avantage à ne se baigner que vers la fin de l'été ou avant les fortes chaleurs; les autres, au contraire, auront besoin d'avoir, encore, par devers eux, quelques semaines chaudes, pour que la nature entretienne, développe et régularise la fonction rétablie par les Eaux. La pratique d'accord, ici, avec la théorie, nous révèle, de la part des Eaux, une régularité d'action et une similitude d'effets parfaites si elles sont administrées, comme il faut et avec *opportunité*. Alors, point de crises! pas d'état aigu! quelques douleurs, vagues, à peine sensibles et de courte durée; amélioration consécutive, lente et tardive, d'autant plus manifeste qu'elle aura été progressive. Si, au contraire, la cure a été *intempestive* ou mal dirigée, les Eaux auront la plus grande tendance à provoquer des accidents et à manquer le but. Sur les peaux *qui fonctionnent avec exagération*, le traitement pendant les fortes chaleurs, amène des congestions fréquentes; l'accélération du pouls, dès le début; des transpirations violentes; une forte sécrétion d'acide urique; une prostration des forces; des diarrhées fréquentes, suivies de dyssenterie; des manifestations catarrhales et, souvent, l'exacerbation rhumatismale aiguë. Sur les peaux *qui ne fonctionnent pas*, le traitement d'automne produira des effets analogues; des congestions céphalalgiques, de l'insomnie, des névralgies, de fréquents rhumes; des douleurs, quelquefois, aiguës et, d'autrefois, dans la forme torpide, accompagnées d'empâtement-œdémateux. Dans l'un et l'autre cas, le résultat final du traitement se trouve compromis. Cette marche insolite de la médication est plus évidente chez la femme que chez l'homme; l'apparition menstruelle et sa préparation sont des causes de perturbation qui, chez elle, favorisent les accidents. Ajoutons que la promenade et l'exercice en plein air qui sont recommandés à nos malades doivent, dans ce cas-ci, leur être défendus, comme développant, d'une manière inopportune, l'activité de la peau. L'exercice, toujours utile au début d'un traitement, doit, par la même raison, devenir modéré, vers la fin. Il va sans dire que les faits ainsi énoncés n'ont rien d'absolu, que l'idiosyncrasie du sujet doit entrer en ligne de compte et qu'un état climatérique accidentel peut tout changer.

Cette influence de l'état atmosphérique sur le malade en voie de traitement fut, il y a quelques années, l'objet d'un mémoire que j'adressai à la Société d'hydrologie. Les conclusions de ce travail auxquelles mes dernières observations sur le rhumatisme n'avaient eu aucune part, indiquaient l'obligation de tenir compte de la saison, dans les dispositions du traitement thermal, aussi bien dans les régions montagneuses qu'auprès des stations méridionales où l'on peut se rendre à toute époque de l'année. Parmi les maladies que la température et le climat impressionnent d'une manière constante, je signalerai l'asthme. Qu'il soit lié à l'herpétisme, qu'il soit rhumatismal ou catarrhal, l'asthme est une des névroses que les Eaux de Gréoulx modifient avec une grande facilité ; mais il ne faut pas que le malade s'expose aux variations atmosphériques qui peuvent en neutraliser l'action. Quelques insuccès nous ont appris à ne jamais conseiller les Eaux thermales aux asthmatiques, après le mois d'août. L'influence fâcheuse d'une saison avancée tient, sans doute, aux conditions physiologiques que développe l'approche des jours humides. L'automne est, en effet, l'époque de l'année où la peau cesse de fonctionner avec activité et où le poumon va suppléer à l'exhalation cutanée. Ce n'est, donc, que par des modifications profondes dans les fonctions de l'un et de l'autre organe, au changement de saison, que l'économie reprendra son équilibre. Pourrons-nous, sans inconvénient, contrarier, à ce moment, les tendances de la nature en ramenant à la peau, par les bains, le mouvement qu'elle entraîne vers un autre organe? Le ramener d'une manière stable est impossible; la saison s'y oppose. L'influence des soirées plus fraîches et quelquefois humides suffit pour neutraliser l'action du bain en repercutant sur le poumon le mouvement qu'il avait développé vers la peau. Chaque jour amène une petite secousse qui portant sur un organe déjà malade, augmente chez lui les troubles de l'innervation.

Quelles que soient les conditions du *rhumatisant* au moment de la cure, quelle que soit l'influence des milieux, il est un fait patent pour tous les observateurs, c'est que les douleurs rhumatismales se réveillent, presque toujours, pendant le traitement. Aiguës ou non, tôt ou tard, ces douleurs se font sentir alors même qu'elles avaient disparu depuis longtemps. Il est peu de personnes ayant eu quelque atteinte de rhumatisme pendant le cours de leur existence, qui, sous l'influence des bains, n'en ressentent des manifestations ordinairement obscures, peu aiguës, de courte durée et se déplaçant, facilement. C'est là un fait tellement général, tellement connu, que nos baigneurs l'acceptent comme d'un heureux augure, en vertu de cette croyance consolante que toute maladie chronique doit, pour guérir, passer à l'état aigu, ne serait-ce qu'un instant.

Quant à ces crises, à forme et à marche aiguës que l'on ne peut guère attribuer à l'action *médicatrice* des Eaux, nous en avons rattaché quelques-unes à l'influence du temps ou des saisons..... D'autres peuvent s'expliquer par les conditions où se trouve le sujet, au moment de son arrivée, par l'imminence de l'accès; question d'heure et de prédisposition. D'autres, enfin, et c'est une particularité très-intéressante à noter, doivent être attribuées au mode d'administration des Eaux. Je ne parle pas, ici, des douches qui, mal appliquées, peuvent être cause de perturbation et provoquer l'état aigu local ou général, mais des bains. Les bains, en effet, pris *avec régularité*, s'ils réveillent momentanément les douleurs, ne tardent pas à les calmer, puisqu'elles se déplacent et cessent en quelques heures; mais, il n'en est pas de même quand le baigneur apporte dans son traitement, de trop fréquentes interruptions. On dirait que les douleurs réveillées par les premiers bains, n'ayant pas l'action des bains suivants pour se calmer, se perpétuent en vertu d'une excitation particulière. De là de véritables accès de rhumatisme (rhumatisme thermal) plus ou moins aigus, plus ou moins longs. Il ne se passe d'années sans que nous ayons à constater, pendant le séjour à Gréoulx ou consécutivement, quelques cas de ce genre parmi les personnes qui prennent les Eaux, *par agrément*, c'est-à-dire, sans suite. Pendant mes premières années de pratique à Gréoulx j'avais remarqué, sans savoir à quoi l'attribuer, que c'était presque toujours sur les femmes de chambre que frappait le rhumatisme aigu. Plus tard je constatai que ces femmes, qui avaient des raisons pour prendre les bains, avaient suspendu le traitement commencé ou ne le faisaient qu'à bâton-rompu, empêchées qu'elles étaient soit par motif d'économie, soit par obligation de service. J'ai parlé de rhumatisants qui avaient eu leur première crise, au retour des Eaux. Quelle est la nature de ce rhumatisme? Est-il engendré de toute pièce; ou n'est-il pas, plutôt, le fait d'une diathèse, alors même qu'aucune manifestation ne l'eût révélée? Qui nous dira, jamais, jusqu'où va la prédisposition? Si l'on ne cherchait que des analogies, n'en trouverait-on pas dans ces éruptions cutanées qui se développent, sous l'influence des Eaux, chez des gens qui n'en avaient jamais eues, avec tendance à revêtir la forme chronique? Un ancien employé des bains, homme robuste et pléthorique eut, un jour, en pleine saison, sur les deux bras, un eczema confluent qu'il garda, pendant plusieurs mois, après avoir interrompu son travail; un autre avait, chaque année, en reprenant son service, une éruption vésiculeuse générale qui ne tardait pas à disparaître d'elle-même.

Le rhumatisme, sous toutes ses formes, est toujours la maladie qui domine, à Gréoulx. Malgré la difficulté que nous avons à réunir les éléments d'une bonne statistique sur des malades que nous ne revoyons pas ou que nous revoyons d'autant moins qu'ils ont été plus complètement guéris, il est hors de doute que le rhumatisme musculaire est celui qui cède le plus facilement à l'action de nos Eaux; sans doute, parce qu'il est moins invétéré, moins localisé, plus rarement accompagné de complications sérieuses. Contrairement à ce que nous avons remarqué pour les affections cutanées, les tempéraments bilieux et sanguins, sont plus facilement impressionnés et, en dehors de l'état inflammatoire, les cures sont, chez eux, plus rapides et la guérison plus complète que chez les lymphatiques. C'est chez ceux-ci, chez les femmes surtout, que se montrent ces engorgements périarticulaires, indolents, contre les quels les Eaux sont si souvent impuissantes. Plus un rhumatisme est récent, mieux il guérit. La durée de la guérison est, toujours, en raison inverse de la diathèse ; elle est, le plus souvent, temporaire. Les résultats sont, rarement, immédiats; ils suivent de près. Il est très-rare que la maladie ne soit pas heureusement influencée.... Et, cependant, combien y a-t-il de malades qui n'aient pas quelque reproche à se faire sur la manière dont ils ont pris les Eaux?

Le rhumatisme articulaire, à marche aiguë, qui se déplace avec facilité, est une forme toujours insidieuse devant laquelle il est bon de rester en observation. Nous ne la voyons guère, aux Eaux, que dans les cas aigus survenus en voie de traitement ou vers la fin d'une crise. Les habitants du village nous la présentent, quelquefois, quand ils viennent, guidés par leur confiance, *presser,* comme ils disent, *la guérison.* Il est prudent, dans ces cas-là, de ne compter que sur le bain, de surveiller les urines et d'éviter toute stimulation locale qui pourrait répercuter le mal.

L'arthrite rhumatismale chronique peut être sèche, donner lieu à des craquements pénibles par défaut de synovie ou par sécrétion plastique des cartilages. Elle peut être accompagnée de gonflement des tissus périarticulaires. Si l'état est ancien, si le gonflement est peu considérable et indolent, le traitement par les bains, les douches, la boisson, même, peut être énergique et amener une amélioration rapide. Si, au contraire, le gonflement est considérable, les mouvements limités, la douleur vive, la médication réclame des précautions que l'examen de l'état local indique. Pour être moins énergique, le traitement n'en demande, pas moins, à être soutenu et il est d'autant plus nécessaire de le prolonger que ces états guérissent, rarement, dans une seule saison. Il sera très-utile de faire, si le malade le peut, deux cures dans la même saison. Les douches et les moyens locaux qui n'ont pas pu être employés, dans la première le sont plus facilement, dans la seconde, et le malade gagne, souvent, une année ; ce qui est considérable dans une affection qui, par sa durée, compromet, quelquefois pour la vie, l'usage d'un membre. L'ankylose, plus ou moins complète, qui est une grave complication dans certaines arthrites, demande à être traitée en temps opportun ; trop tôt, il y aurait danger à le faire ; plus tard, la chose est parfois inutile ; et l'intervalle d'un été à l'autre est, toujours, long quand on compte sur l'emploi de la douche, comme unique moyen de ramener le mouvement perdu. A l'ankylose se joint, souvent, l'atrophie musculaire. Mais, la complication la plus fréquente est, encore, l'*hydar-*

trose, compagne habituelle de l'arthrite du genou, qui se produit, même, sans inflammation apparente et sans douleur. On sait combien elle est difficile à guérir par les moyens ordinaires et combien les douches et le massage en ont souvent raison. Les contractures et les rétractions tendineuses sont bien autrement difficiles à vaincre.

Toutes les articulations peuvent être atteintes par le rhumatisme. La gravité tient, d'ordinaire, au degré d'inflammation et à sa durée ; elle tient aussi à l'importance de l'articulation elle-même. Certains engorgements des doigts, par exemple, sont plus résistants que ceux des grandes articulations. Le rhumatisme noueux est un des plus difficiles à guérir.

La congestion simple ou inflammatoire paraît être la forme élémentaire propre aux localisations métastatiques des diverses diathèses; c'est la plus habituelle au rhumatisme. La variété dans les phénomènes que l'on observe tient à la manière dont chaque tissu traduit son impression; les uns par la douleur poussée jusqu'à son extrême limite, les autres par un simple malaise avec trouble fonctionnel. On voit le rhumatisme changer de siége, passer par toutes les expressions pathologiques, sans changer de nature, et céder au traitement thermo-minéral comme cèdent les mêmes affections liées à l'herpétisme, à la scrofule, à la syphilis, etc. Il n'y a pas un rhumatisant, en effet, qui ne soit exposé aux congestions, aux hémorrhoïdes, aux migraines diffuses, aux inégalités de répartition du sang, enfin à toutes les manifestations viscérales, survenant à la suite de douleurs rhumatismales chroniques, quand le malade s'expose aux mêmes causes qui, déjà une fois, ont engendré le rhumatisme, et tous ces accidents se calment dès que la température favorise le mouvement vers la peau.

Les manifestations viscérales les plus fréquentes, celles que l'on retrouve d'ailleurs, associées aux autres diathèses sont, la dyspepsie et la gastralgie, pour l'estomac; la constipation, la diarrhée et les coliques pour l'intestin; l'angine, la dyspnée, la toux, l'asthme, pour la poitrine; l'anxiété précordiale, la palpitation, l'oppression pour le cœur; la céphalalgie, la migraine, le vertige, pour la tête; le catarrhe pour toutes les muqueuses; les névroses, les névralgies, les parésies, les paralysies, pour le système nerveux.

Parmi les localisations du rhumatisme sur les viscères, la plus fréquente est, sans contredit, *l'endoçardite* et les altérations organiques qu'elle produit. On avait longtemps cru que les affections organiques du cœur étaient une contre-indication forcée au traitement thermal; cette opinion n'est plus soutenable depuis les travaux de MM. Patissier, Durand-Fardel, Rotureau, Bucquoy, Armieux, etc., qui, tous, ont confirmé, ce que nous avions avancé, nous-même, bien des fois, que les troubles fonctionnels et les lésions organiques du cœur sont améliorés et, souvent, guéris par toutes les Eaux thermales qui ont une action sur cette maladie. Ce que nous avons exposé, plus haut, sur l'action physiologique des Eaux nous dispense de revenir, ici, sur les effets qu'elles produisent dans les affections de ce genre.

Goutte

Nous ne quitterons pas cette question du rhumatisme sans dire un mot de sa congénère *la Goutte.* On sait que le caractère pathognomonique de la goutte réside dans la présence de l'acide urique, en excès, dans l'économie, se produisant par des dépôts dans les urines et la formation d'urate de soude sur les articulations. Mais la présence de l'acide urique dans les urines n'est pas l'apanage exclusif de la goutte; la plupart de nos rhumatisants, de nos herpétiques même, connaissent ce dépôt et, tenus en éveil par nos recommandations, il est rare qu'ils ne viennent l'accuser, avant la fin du traitement. Cette sécrétion est-elle une manifestation éliminatrice ou bien les Eaux favorisent-elles sa formation? Selon la réponse faite à la question, les Eaux sulfureuses sont à accepter ou à rejeter dans le traitement de la goutte. L'opinion générale est que les Eaux déterminent, promptement les crises; qu'elles poussent à la fois, à la formation et à l'élimination des urates; mais elles les précipiteraient dans la direction vicieuse qu'ils ont l'habitude de suivre. Cette opinion a pour elle les esprits les plus clairvoyants parmi les médecins hydrologues, et je l'accepte n'ayant aucune raison majeure pour la repousser.

Nous n'avons pas à nous prononcer, ici, pour ou contre la réunion du rhumatisme et de la goutte en une seule entité, sous le nom d'*arthritis;* cette détermination purement doctrinale s'applique à des cas pour lesquels la fusion est acceptable ; mais, elle n'en laisse pas moins persister des distinctions qui ne permettent pas de confondre ces deux maladies, quand elles se présentent l'une et l'autre avec les signes qui les caractérisent.

Nous voyons, cependant, chaque année, un certain nombre de gouttes, à Gréoulx ; elles appartiennent, pour la plupart, à cette forme mixte dont le diagnostic est toujours difficile et obscur. Les Eaux n'y ont jamais été *pierre de touche* de la goutte, comme ont bien voulu le dire quelques hydrologistes, et il est dans leur nature d'amener, indistinctement, de l'acide urique dans les urines de beaucoup d'autres malades. Nous tenons, cependant, nos baigneurs en garde contre cette sécrétion et, quand elle arrive, nous nous empressons de modifier le traitement et d'y associer les sels alcalins, parce que nous avons observé que la présence de ce sel urique annonce un degré d'excitation qui prépare et amène, dans toutes les maladies, les manifestations aiguës. Or, comme, dans la majorité des cas, nous jugeons ces crises pour le moins inutiles, nous nous empressons de les prévenir en tarissant la source de cette sécrétion anormale. Chez les goutteux, l'acide urique est loin d'être à l'état de sécrétion permanente et je ne crois pas qu'il y ait en son absence, plus de danger à appliquer les Eaux que dans le même cas chez les autres malades. La prudence la plus élémentaire conseille, sans doute, une surveillance active et les crises aiguës pourront être évitées par les mêmes moyens. Les goutteux voient, quelquefois, les douleurs apparaître comme cela se remarque, chez les rhumatisants ordinaires ; elles sont alors sans caractère aigu ; c'est au malade et au médecin qui le guide à éviter les accidents en modérant les effets de la médication.

Je ne parlerai pas du plus ou moins d'obligation qu'il y a pour certains goutteux à recourir aux Eaux reconstituantes, après plusieurs cures alcalines. Cette question a été examinée, ailleurs. Je ferai seulement remarquer que l'usage d'envoyer, les goutteux aux Eaux sulfureuses était, autrefois, très-répandu. Nous avons commencé notre carrière hydrologique à une époque où les Eaux de Gréoulx recevaient, chaque année, un certain nombre de podagres, vieux habitués, qui venaient demander à ces Eaux un soulagement. Ils disaient, tous, avoir remarqué que, après la cure sulfureuse, les crises étaient, peut-être, plus fréquentes, mais jamais aussi violentes, et qu'elles leur rendaient cet ineffable service de vivre en assez bons termes, avec leur cruel ennemi. Un de ces derniers habitués, le Dr R... d'Avignon, arrivait invariablement, une année non l'autre, se reprochant, amèrement, d'avoir quelque fois manqué à cette régle qui lui évitait, comme aux autres, les crises violentes. Nous le voyions, dès son arrivée, appliquer la douche la plus énergique sur des œdèmes aux pieds; c'était ce qu'il appelait, *aplatir son mal*, en vertu d'une théorie fantaisiste que je crois inutile de reproduire. Il s'arrêtait, quelquefois, devant la douleur et ne persistait guère au-delà des sept ou huit premiers jours. C'était, il faut le dire, un tempérament lymphatique, strumeux et syphilitique en son temps, chez qui la sécrétion d'acide urique était ordinairement nulle ; un de ces types de *régressés* qui se maintenait par le bon vin et la bonne chère... On ne peut donc le citer autrement que comme une exception ! Peu à peu cette clientèle d'*habitués* s'est éteinte et nous ne voyons plus guère, aujourd'hui, que les cas douteux, ces rhumatismes mixtes dont nous parlions plus haut.

En résumé et d'une manière générale, nous exclurons de nos Eaux, comme la plupart des auteurs, la goutte, n'osant pas même, suivant l'opinion des anciens, ajouter foi à l'innocuité de ces crises avortées qu'ils venaient leur demander.

Nos réserves porteront sur ces cas intermédiaires, mal déterminés, où la marche de la maladie, mieux encore que sa forme, laisse dans l'esprit les doutes les plus légitimes ; elles porteront, également, sur les sujets anémiés et lymphatiques chez lesquels la goutte prend un caractère atonique qui est fait pour enlever toute crainte d'explosion.

Affections traumatiques

Une lésion traumatique est le résultat de l'action violente des corps étrangers contre nos tissus. Ces actions, variant à l'infini, déterminent une foule de lésions qui viennent réclamer l'intervention des Eaux, toutes les fois que la nature se montre impuissante à terminer seule le travail de réparation. Elles motivent, à des titres très-divers, l'emploi des Eaux. Les contusions ou les plaies, les fractures, les entorses, les arthrites, les suppurations superficielles ou profondes, les raideurs musculaires, les paralysies consécutives aux inflammations ou aux commotions, réclament des applications bien différentes, suivant les cas, mais convergeant, toutes, vers le même but qui est d'entraver le dépérissement, de relever la constitution, de hâter les éliminations et les cicatrisations. Mais il ne faut pas perdre de vue que la lésion traumatique se comporte, en présence du sujet, comme le ferait tout autre maladie ; elle emprunte à sa constitution, à son tempérament, à ses antécédents morbides, des éléments qui constituent son plus ou moins de gravité. C'est donc, encore, à l'action générale des Eaux, à leur puissance de reconstitution qu'il faut s'adresser pour obtenir ces guérisons, souvent inespérées, que la nature semblait impuissante à opérer, par ses seuls efforts.

Affections nerveuses

Les affections nerveuses (névralgies, névroses et paralysies), quand elles sont liées à des lésions matérielles du centre encéphalo-rachidien ou de quelques-unes de ses expansions, qu'elles soient traumatiques ou constitutionnelles, n'ont rien à voir dans la question des Eaux, à moins qu'il soit bien démontré que la lésion est arrêtée et qu'il n'y a plus qu'à rendre aux tissus l'innervation perdue. Les seules qui soient réellement tributaires de cette médication sont les *affections* dites *essentielles*, nom sous lequel se déguise, pour le moment, notre ignorance du siége anatomique ou de la nature de la maladie, ainsi que toute la série des troubles fonctionnels attachés aux manifestations diathésiques qui rentrent, aussi bien, dans le cadre de ces diverses maladies.

L'action reconstituante des Eaux thermo-minérales est donc indiquée dans tous les cas où, n'ayant pas à craindre les mouvements congestionnels ou inflammatoires, nous ne lui demandons que le degré de stimulation voulu pour provoquer un retour de fonction. Elle est indiquée toutes les fois que l'anémie et la débilitation ont amené l'épuisement de l'influx nerveux et qu'il s'agit de relever l'organisme pour rendre au système nerveux son ancien ressort. La paralysie affectant tous les degrés, depuis la simple fatigue jusqu'à la perte absolue du mouvement et du sentiment, il est bien évident que les résultats seront d'autant plus rapides et complets que l'affection était plus légère et moins ancienne.

Les formes les plus bénignes sont, en général, les paralysies consécutives aux maladies graves, aux fièvres prolongées, à l'hystérie, aux convulsions, à la chorée, aux intoxications, même, qui ont amené une altération profonde de l'organisme et des accidents nerveux plus ou moins graves. Parmi les formes les plus résistantes sont celles qui affectent l'enfance et s'accompagnent, souvent, d'atrophie musculaire. Aussi réclament-elles une action soutenue et les moyens les plus énergiques que permette cet âge.

Névralgies. — Les Névralgies que nous traitons, le plus habituellement à Gréoulx, sont les névralgies rhumatismales, parmi lesquelles la *faciale* et la *sciatique* peuvent servir de types. La manière dont elles se comportent en face des Eaux est, en effet, celle qu'affectent les autres formes. Plus l'état est aigu et moins il y a de chance de le voir s'amender. Les crises récentes, chez les sujets peu irritables, s'améliorent rapidement; mais pour peu que les douleurs soient très-aiguës, persistantes ou avec tendance à la récidive, on doit s'attendre à les voir s'exaspérer, plutôt, par la médication qui, bien entendu, ne comporte jamais la douche, mais seulement le bain, le bain tempéré et court. Mais si la douleur n'a pas de retentissement sur l'état général, si le malade suit son traitement, sans secousses et docilement, il ne tardera pas à bénéficier de cette action spéciale que les Eaux montrent sur la diathèse rhumatismale. Quelquefois, cependant, en dehors de toute prévision, le malade voit ses douleurs s'exaspérer, au point de motiver une interruption ou un repos qu'il s'empresse d'aller passer chez lui, quand il appartient à quelque localité voisine. Il nous est souvent arrivé de le voir retourner au bout de quelques jours, pour ainsi dire guéri et encouragé, par conséquent, à poursuivre un traitement dont il a tiré si bon profit.

Les Eaux ont, en un mot, dans les névralgies, une action consécutive bien marquée ; il ne faut rien leur demander de plus. On s'exposerait, en voulant aller trop vite, à manquer le but. Nous avons vu guérir, ainsi, des cas de névralgies faciales invétérées, les sciatiques les plus rebelles et les plus aiguës. Nous attribuons ces excellents effets à l'action douce et prolongée du bain, à l'inhalation thermale et sulfureuse et à l'abstention des douches ou du massage qui, dans quelques formes atoniques et torpides peuvent réussir, mais qu'il ne faut appliquer que par exception dans toutes les formes où l'hypéresthésie joue un rôle.

Les névralgies superficielles cèdent facilement ; les douleurs musculaires sont dans le même cas, fussent-elles compliquées de spasmes et de contractures ne remontant pas à une époque trop reculée.

Une forme rhumatismale spasmodique que nous voyons fréquemment simule, par la déformation de la fesse, l'arthrite coxofémorale et peut être confondue avec la coxalgie scrofuleuse. Elle s'en distingue en ce qu'elle a son siége dans la masse musculaire et que les mouvements imprimés au membre ne réveillent aucune douleur, tandis que la pression des muscles est, quelquefois, sensible, fort loin de leur point d'insertion. Cette forme guérit avec la plus grande facilité ; non pas par un effet immédiat des bains, mais peu de temps après leur emploi.

HÉMIPLÉGIE. — L'Hémiplégie, sans être une contre-indication formelle à l'usage des Eaux thermales, est une de ces affections qui empruntent à la constitution et à l'âge du sujet des éléments de gravité qu'il ne faut pas perdre de vue. Nous n'apprendrons rien à personne en disant qu'on a la malheureuse habitude d'envoyer aux Eaux beaucoup d'hémiplégiques qui gagneraient plus à rester tranquillement chez eux. L'usage était de les envoyer, autrefois, à Balaruc; et Gréoulx, par des raisons de voisinage, peut-être, mais aussi parce que ses Eaux paraissaient moins excitantes, sembla devoir hériter, un moment, du refroidissement qu'inspirait la station languedocienne. J'ai, peut-être, contribué (et je n'en aurais aucun regret), à éloigner de Gréoulx ce mouvement naissant, à une époque où la disposition du local se prêtait, moins qu'aujourd'hui, au traitement des paralysies apoplectiques. Nous voyons encore, chaque année, quelques hémiplégiques venir demander à nos douches le rétablissement de l'innervation dans leurs membres frappés. Ce sont, pour la plupart, des cas remontant à une époque éloignée; ce n'en est pas moins avec appréhension que nous les voyons arriver. Nos cabinets de douche, surchargés de calorique, nous éloignent d'une application méthodique des Eaux, et nous portent à n'user qu'avec modération des bains dont les cabinets sont, cependant, mieux aérés. Notre confiance dans le rétablissement est, naturellement, limitée; à moins qu'il ne s'agisse de quelque malade jeune, bien constitué, et chez qui l'apoplexie a été, en quelque sorte accidentelle, à la suite, par exemple, d'une violente émotion, ou bien par le fait d'un refroidissement prolongé, ou par le fait, encore, de la suppression brusque d'un écoulement catarrhal.

Nous n'avons jamais vu d'accident, en voie de traitement ; *nos Eaux avertissent du mal qu'elles pourraient faire;* mais, ce n'est pas une raison suffisante pour nous jeter, de gaîté de cœur, dans l'application d'un moyen dont nous savons les effets limités et dont nous ne pouvons prévoir les conséquences sur les accidents cérébraux à venir. Nous n'oserions, il est vrai, repousser un malade, quand c'est un confrère éclairé qui nous l'adresse et que ce malade a mis souvent, dans nos Eaux sa dernière espérance. Notre médication ne peut être, alors, que proportionnée au désir que nous avons de concilier notre devoir médical avec nos sentiments d'humanité.

PARAPLÉGIE. — Les Paraplégies sont toujours considérées comme graves; d'abord, parce qu'on ne sait jamais la part exacte que prend le tissu cérébral à la scène pathologique, le diagnostic restant, souvent, obscur, et, en suite, parce qu'on ignore, parmi les causes qui ont développé la maladie, quel est le rôle de l'économie, quelles sont ses prédispositions acquises ou constitutionnelles, ni quelles seront les tendances de la nature à la progression ou à la régression du mal. Nous n'aurons à nous occuper ici que des paraplégies indépendantes de toute altération matérielle des centres nerveux.

Les causes qui produisent la paraplégie sont variées ; nous placerons en première ligne toutes les causes d'épuisement, les excès de tout genre, les fièvres graves, parmi lesquelles les fièvres éruptives tiennent une place importante ; nous y ajouterons l'impression du froid, les répercussions, les métastases enfin dont le diagnostic reste difficile et obscur. Elle affecte, de préférence, les parties sous-diaphragmatiques et varie d'intensité. Sans aucun doute, le plus grand avantage est de reconnaître la maladie à son début et de la traiter quand il en est temps encore. Les Eaux thermales sont un des moyens les plus puissants pour combattre cette affection quelle qu'en soit la nature, à la condition qu'on n'aura affaire qu'à des troubles fonctionnels. Dans les cas de lésion organique probable, la difficulté s'accroît en même temps que la responsabilité du médecin qui doit s'assurer par tous les moyens possibles, fût-ce par l'expérimentation des Eaux, du degré d'hypéresthésie de son sujet. L'exagération dans la sensibilité est le signe qui indique l'état inflammatoire. L'anasthésie partielle et incomplète n'en révèle pas moins la gravité, en indiquant que les cordons postérieurs de la moelle sont également atteints. Les douleurs que développe sur un point fixe du rachis la pression ou la chaleur, les soubresauts, les mouvements convulsifs, les douleurs fulgurantes, la marche lente mais progressive de l'affection sont autant de signes qui prouvent que l'on a probablement affaire à une altération organique du tissu médullaire ou de ses enveloppes. Ce sont autant de contre-indications à l'emploi des Eaux thermales.

Les tatonnements sont, cependant, permis devant certaines obscurités et les malades s'y soumettent d'autant mieux que le médecin a su leur inspirer plus de confiance; mais il est toujours prudent, toujours digne, d'avertir le malade ou sa famille des dispositions d'esprit qu'on apporte dans ces essais. Le traitement, s'il n'est pas énergique doit être, au moins prolongé; une amélioration, quelque légère qu'elle soit, dans une affection de ce genre, est un encouragement et s'il est obtenu dans l'intervalle d'une année à l'autre, une invitation à y recourir, de nouveau, la saison suivante.

Les résultats que nous avons obtenus dans ces cas graves, sans être très-nombreux, méritent d'être enregistrés comme de véritables succès. Ils portent, d'ordinaire, sur des accidents survenus à la suite de fièvres éruptives; sur des paraplégies plus ou moins intenses, consécutives à des douleurs rhumatismales articulaires; sur un cas remarquable de paraplégie instantanée chez un homme ayant dormi sur la neige, qui s'est considérablement amendée en une saison; enfin sur des paralysies ou des parésies peu développées, probablement, métastatiques. Un simple temps d'arrêt dans une maladie grave a, quelquefois, plus de valeur aux yeux du médecin que les pompeuses guérisons qu'enregistre journellement l'admiration du public.

Ataxie locomotrice. — Chez l'ataxique, la sensibilité est obtuse, les mouvements incoordonnés, mais la force musculaire reste intacte; il n'y a donc pas paralysie, dans le sens habituel du mot,

Nous n'avons pas à décrire, ici, la maladie ; nous dirons, seulement, qu'elle correspond à la *sclérose* des cordons postérieurs. On sait, aujourd'hui, que cette maladie est, sinon curable, au moins susceptible de temps d'arrêt tellement prolongés qu'on pourrait, faisant la part de la lésion anatomique, les considérer comme le seul mode de guérison possible. Parmi les causes, qui paraissent être les mêmes que pour la paralysie, on ajoute, ici, certaines intoxications et, en particulier, l'abus du tabac..

Les Eaux thermales ont le mérite incontestable d'avoir obtenu de ces succès : Amélie, Balaruc, Lamalou, Barèges, etc., en revendiquent leur bonne part ; Gréoulx et Digne auraient, aussi, leur série à produire. L'amélioration obtenue, l'encouragement qui s'en est suivi, ont fait de nos malades un petit noyau d'habitués que nous avons pu suivre et revoir. Le temps d'arrêt, chez nous, est la règle. Tous, hélas, ne guérissent pas ! Mais, quand l'amélioration se produit, elle a lieu vers le début, dans l'intervalle d'une saison à l'autre ; puis reste stationnaire. De retour complet et absolu à la santé, je n'en ai pas vu ; le malade reste, plus ou moins ataxique, titubant au moindre prétexte ; mais la maladie, que l'on a nommée *progressive* pour peindre son principal caractère, ne progresse plus. Un de ces malades, qui gère un bureau de tabac, était depuis plusieurs années, dans cet état de guérison relative ; le feu prend à côté de chez lui ; dans son trouble et pour porter secours, il tombe et se casse la jambe. Il sort de son lit et de son appareil plus ataxique que jamais, revient aux Eaux et se retrouve, après une double cure, comme avant sa fracture.

Le traitement thermal a toujours été modéré, s'adressant, avant tout, à l'état général. Nous n'avons fait usage des douches qu'après plusieurs saisons et quand nous étions bien sûr de ne pas produire d'excitation locale. Ces résultats n'ont pas été, peut-être, très-brillants; mais il n'en est pas moins vrai que, dans l'esprit des malades et surtout des médecins qui nous les avaient envoyés, ils étaient inespérés.

Névroses. — Contrairement à une opinion qui a longtemps régné, on sait maintenant que les simples Névroses donnent lieu à des paralysies musculaires; la chorée, l'hystérie, l'épilepsie, le tétanos, la rage, etc., sont dans ce cas. Les seules, cependant, qui aient à réclamer le concours des Eaux sont celles qui donnent au médecin le temps d'intervenir.

La chorée n'est qu'une sorte d'ataxie locomotrice, affectant l'enfance; elle débute, souvent, par une paralysie plus ou moins prononcée d'une partie du corps; cette paralysie persiste, ordinairement, après que les mouvements convulsifs ont disparu et nécessite l'intervention des douches et des bains, afin de rétablir, au plus tôt, l'innervation des muscles et d'éviter l'atrophie musculaire qu'il faut toujours redouter à cet âge où elle peut entraîner un arrêt dans le développement symétrique du corps. Quant à l'hystérie que nous sommes habitués à recevoir sous toutes ses formes, et qui prend le masque symptomatique de toutes les lésions cérébrales, de manière à égarer ou à rendre incertain le diagnostic médical, elle amène les accidents les plus variés. Les paralysies locales affectant un muscle, un système, un organe ou bien s'étendant à une partie du corps sous forme d'hémiplégie ou de paraplégie sont les manifestations les plus fréquentes que nous ayons à traiter. Les attaques épileptiformes, certains cas d'*empoisonnements* laissent, aussi, des paralysies partielles qui s'accompagnent, dans l'intoxication *saturnine*, d'atrophie des muscles. Tous ces états sont, à divers titres, tributaires des Eaux thermales qui agissent, localement, en réveillant la vitalité des muscles, en même temps qu'elles relèvent les forces du sujet.

Phthisie

Sans pousser à l'exagération la tendance que montrent aujourd'hui les meilleurs esprits à se tourner vers la spécialisation des Eaux, il est manifeste que les effets ne sont pas les mêmes, d'une source à l'autre : Cauterets, le Mont-d'Or, les Eaux-Bonnes ou Gréoulx ne donneront pas des résultats identiques. On sait que telle source guérit la maladie que telle autre n'avait pas modifiée et cela ne peut s'expliquer que par des propriétés spéciales qu'il a fallu leur reconnaître. Il semble, donc, à première vue, que la meilleure argumentation, en faveur de la spécialisation d'une source, serait dans la vue du tableau des maladies que l'on y traite, le plus communément, si l'on ne savait pour quelle large part entre la routine dans la plupart de nos usages, et combien il est difficile de faire revenir l'opinion sur les décisions établies. Nous en avons, ici, un exemple frappant dans la proportion infime que présentent à Gréoulx les maladies des voies respiratoires, à côté des rhumatismes et, surtout, des maladies de la peau qui y occupent, à tort, le premier rang.

L'usage a longtemps été d'envoyer les affections de poitrine dans les Pyrénées et il eût été difficile de faire accepter l'idée que des Eaux appliquées de tout temps au rhumatisme, par exemple, pussent jamais avoir une autre destination. L'analogie de constitution, entre deux sources, ne suffisait pas, en effet, pour établir une similitude d'action, et tant que l'on n'avait pas d'autre raison à faire valoir, il était inutile de songer à ramener l'opinion publique, les résultats eussent-ils été encore plus nombreux et plus évidents. Mais, depuis que les travaux des anatomo-pathologistes nous ont appris à mieux connaître la valeur des lésions, depuis que la pathologie générale nous a révélé le rôle des diathèses dans les affections chroniques et que l'expérimentation clinique est venue confirmer les résultats prévus, il n'est plus permis de mettre en doute l'efficacité des sources les plus différentes contre les mêmes maladies constitutionnelles. Pourquoi les plus actives ne seraient-elles pas les plus efficaces contre toutes les manifestations de la même diathèse? C'est au mode d'application, qui est variable à l'infini, qu'il appartient de déterminer les effets et au médecin de les proportionner aux indications qu'il a à remplir.

Nous savons n'avoir rien à apprendre à personne en parlant, aujourd'hui, de la curabilité de la phthisie pulmonaire à ses divers degrés. Aux idées qui avaient cours, il y a quelques années encore, à la désespérance générale qui s'attachait au seul nom de la terrible maladie, a succédé une opinion plus consolante, basée sur les recherches nécroscopiques qui ont démontré que la phthisie était curable par les seuls efforts de la nature. Laennec, Andral, Cruveilher, etc., ont prouvé, pièces en mains, la guérison du tubercule et la cicatrisation des cavernes. Or, si la nature guérit toute seule, pourquoi ne l'aiderions-nous pas, dans cet effort suprême? Tel a été le point de départ des études et des recherches qui ont fait pénétrer dans les esprits cette conviction que le tubercule, qui est un fait commun à plusieurs maladies constitutionnelles, n'était pas tout dans la phthisie; qu'il pouvait bien avoir sa genèse spéciale, mais qu'il ne germait que sur un terrain préparé d'avance; qu'à son apparition présidait une diathèse; qu'en un mot, enfin, la production morbide, loin d'être un phénomène initial était, au contraire, l'expression ultime de la maladie.

Si la phthisie se développe, de préférence, dans les phases de débilitation temporaire et retrocède devant la réapparition des forces et de l'embonpoint; si elle est curable au même titre que les autres manifestations morbides appartenant à des maladies constitutionnelles, il faut avouer que l'hygiène et la thérapeutique disposent de moyens assez puissants pour reconstituer, dans la majorité des cas, un organisme en détresse, pour restaurer rapidement les forces et attaquer, en quelque sorte, le mal dans ses racines, pour peu que la nature s'y prête. Ce n'est donc pas une folle espérance que celle qui s'attache, sinon à arrêter, définitivement, l'évolution du tubercule, au moins à prolonger les périodes d'inertie pendant lesquelles la maladie semble dormir. L'art peut, toujours, ralentir les progrès du mal ; mais il peut, aussi, contribuer à pousser la nature dans la voie qu'elle s'est tracée elle-même toutes les fois qu'elle s'efforce d'enfermer l'évolution du tubercule dans les limites de la diathèse originelle.

C'est, surtout, quand l'affection n'est pas ancienne, quand la cachexie n'est pas développée, quand le tubercule est limité à de petites surfaces, que l'on peut lutter avec des chances de succès contre l'extension, par une sorte de transformation de l'élément morbide. Mais tous les auteurs qui se sont occupés de la curabilité de la phthisie, affirment que ce n'est pas, seulement, quand la maladie débute qu'on peut l'arrêter ; ils fournissent des preuves de guérison à toutes les périodes.

La guérison s'opère par un mode qui ne diffère guère de celui des ulcérations en général. La formation granuleuse et le ramollissement cessent par le fait de la suppuration, et font place à une cicatrice fibreuse qui remplace le tissu pulmonaire.

L'anatomie pathologique qui nous montre, fréquemment, ce travail limité à de petites surfaces, nous autorise à croire à des cicatrisations plus étendues. La résolution des engorgements tuberculeux peut s'opérer en dehors de tout travail suppuratif, par une sorte de résorption qui accompagne, d'ordinaire, le retrait des mouvements congestifs. Les meilleurs signes de la guérison sont la cessation de la fièvre, de la toux et de l'expectoration, et le retour à l'embonpoint. Mais le calme n'est souvent que temporaire ; la toux persiste, parfois, alors que les crachats ne semblent plus la motiver ; à une expectoration purulente se substitue une expuition muqueuse. Les rechutes sont fréquentes ; car il est rare que le drame pathologique se joue en un seul acte : les divers degrés d'évolution du tubercule donnent lieu à des reprises qui sont autant d'étapes sur le chemin de la guérison ou de la mort.

Il est reconnu que la phthisie qui survient chez les scrofuleux est celle qui guérit le plus facilement. C'est, en effet, celle que nous traitons, à Gréoulx, avec le plus de succès. Mais, ce qui est vrai pour la première période de la maladie pourrait ne pas l'être pour les cas arrivés à l'état cachectique. « Pour prévenir la tuberculisation, dit Graves, guérissez, si vous le pouvez, la disposition scrofuleuse (1). » Cette formule s'appliquerait, également, à toutes les diathèses, au lympha-

(1) *Leçons de clinique*, traduction Jaccond, 1862.

tisme, à l'anémie, à toutes les causes de dépression des forces.

Pour ceux qui connaissent la puissance dynamique des Eaux thermales sur l'organisme malade, il est certain qu'elles doivent exercer une action prophylactique si on sait les appliquer à temps. Elles seront d'autant plus efficaces, à cet effet, qu'elles auront été reconnues plus énergiques. Malheureusement, il s'agit rarement de prévenir ; on a, plutôt, à arrêter un travail morbide déjà ancien, à réparer les désordres acquis. Ce qu'il faut donc demander aux Eaux, c'est leur action altérante spéciale, leur action élective sur les tissus malades, c'est-à-dire ce travail continu de résolution qu'elles préparent et poursuivent sur les tissus altérés qui enveloppent les néoplasmes. C'est là une direction spéciale que le praticien doit observer et dans laquelle il n'a à intervenir, le plus souvent, que comme modérateur. On a fréquemment les bras liés par le degré d'éréthisme du sujet, et par ses tendances congestionnelles ou inflammatoires. Les Eaux sont, alors, trop énergiques et ce n'est qu'avec des précautions infinies et une sorte d'habileté de main-d'œuvre que le médecin arrivera à approprier la médication à l'acte physiologique qu'il en attend. La stimulation, si c'est elle qu'il recherche, ne pourra être modérée qu'à la condition qu'on lui donnera le temps de l'obtenir par une pratique lente, prolongée, avec des arrêts et des reprises. C'est le cas où les traitements écourtés, faits à la hâte, terminés capricieusement, ne laissent que de médiocres chances de succès, quand ils n'aggravent pas la situation. Mais, pour peu que le terrain soit favorable à une action franche et énergique, pour peu qu'il y ait place pour un coup de collier, de quel secours ne sera pas une source dont on connaît la force, et qui a fait ses preuves dans les cas les plus graves !

Il faut avoir vu de ces transformations merveilleuses s'opérer, en peu de temps, sous l'action des moyens hygiéniques et médicaux qui constituent la cure thermale pour concevoir l'influence profonde que peut exercer cette médication soutenue dans les cas où la constitution est le plus profondément atteinte. Il ne se passe pas d'année que nous ne puissions montrer des cas de phthisie arrivés à la troisième période qui ont été immobilisés par l'action des Eaux. Ce résultat est-il simplement une trêve ou une guérison définitive? l'avenir seul répondra. Mais ce que nous pouvons affirmer, déjà, c'est que de nombreux cas de guérisons confirmées pourraient être produits qui, pour la plupart, sont, entre les mains et sous les yeux de nos confrères méridionaux; ces malades sont gras et florissants malgré leur respiration courte et leurs côtes déprimées. Les quelques observations concluantes que nous pourrions publier ici, l'ont été en partie, et n'ont qu'une valeur relative. Aux yeux du praticien, un seul exemple dont il a été témoin, qu'il a pu suivre dans ses détails, est fait pour lui inspirer plus de confiance que tous ceux qu'il n'a pas vus et, sous ce rapport, nous n'avons qu'a faire appel au souvenir de nos confrères du Midi de la France qui ont eu, comme nous le disions, dans leur clientèle la plupart des cas auxquels je fais allusion. Il en est peu, parmi ceux qui exercent depuis longues années, qui n'aient eu l'occasion de voir de ces résurrections obtenues dans ces cas où la fièvre hectique, les diarrhées colliquatives, l'expectoration purulente, les sueurs nocturnes constituent l'ensemble des symptômes qui annoncent la tuberculisation à sa dernière période.

Nous garderons, longtemps, le souvenir des termes enthousiastes de notre regretté confrère, le Dr Goy relatant les guérisons obtenues chez plusieurs de ses malades. Il avait eu, disait-on, la main heureuse. Croyons, plutôt, qu'il avait eu le coup d'œil assuré et qu'il avait bien choisi ses sujets! Ce qui revient à dire que tous les malades ne sont pas appelés à guérir, indistinctement, et qu'il faut tenir compte de bien des conditions parmi celles qui entourent le malade et la maladie.

Les formes torpides, à marche lente, les états liés à la scrofule et au lymphatisme, les manifestations arthritiques sont plus susceptibles d'une heureuse terminaison que les formes aiguës et éréthiques. On pourrait ajouter que toutes les victimes de la phthisie ne succombent pas à la gravité même de la lésion, que beaucoup de désastres sont dûs à l'indocilité, à l'*imbécillité d'esprit*, comme dit le Dr H. Bennet, de malades qui ne veulent ni se soumettre à un conseil ni se soustraire à aucune de leurs habitudes vicieuses.

Dans un établissement où se donnent, généralement, rendez-vous des malades de tout genre ayant à faire usage des Eaux à hautes doses et sous toutes les formes, les phthisiques ne sont pas les derniers à vouloir se soigner eux-mêmes. Quand ils voient, autour d'eux les autres malades user largement, du moyen thérapeutique, ils ne peuvent admettre l'idée qu'ils ont à prendre les Eaux dans de tout autres proportions; et appellent cela *perdre leur temps*. La sainte terreur qu'inspire au baigneur des Eaux-Bonnes la pensée d'une contravention à des prescriptions infinitésimales, fait, ici, place à une folle sécurité qu'entretient l'exemple de la majorité. Il en résulte que l'abus, à Gréoulx, est la règle chez les phthisiques. Eh bien! j'ose, de plus en plus, affirmer que cet abus y est rarement pernicieux. Les Eaux y sont supportées à des doses que l'on n'oserait, toutes choses égales d'ailleurs, conseiller auprès d'autres sources. Est-ce à leur constitution ou à la différence d'altitude entre nos Eaux et celles des Pyrénées que nous devons ce plus haut degré de tolérance? Je ne saurais le dire; je constate, seulement, le fait.

La cause prédominante de la phthisie étant un défaut d'assimilation, devant les déperditions journalières qu'entraînent les sécrétions abondantes, l'indication fondamentale est d'intervertir, au plus tôt, les rôles, en activant la nutrition et en arrêtant la désassimilation. A une maladie d'appauvrissement, ce qu'il faut, c'est l'action tonique la plus propre à relever, à la fois, toutes les fonctions. Où la trouver, cette action, sinon dans l'agent de stimulation par excellence, dans cet aliment de toutes les minutes, dans l'air atmosphérique que nous respirons, en quelque sorte, par tous les pores?

C'est lui que l'on associe, aujourd'hui, à toutes les médications, aux Eaux thermales, en été, aux climats tempérés en hiver. C'est lui qui facilite la tolérance des remèdes, favorise l'assimilation des substances alimentaires, sans laquelle il n'y a pas de réparation possible et dont l'action devient, ainsi, le point de départ de restaurations inespérées. Au Dr H. Bennet, notre savant climatologiste, revient l'honneur d'avoir donné une sanction pratique à cette méthode, que d'autres avaient entrevue, mais dont personne n'avait osé faire, avant lui, la base du traitement des affections de poitrine.

N'oublions pas, cependant, que, si les diathèses auxquelles s'associent, naturellement, toutes les causes qui appauvrissent et énervent la constitution, sont les générateurs attitrés du tubercule, les Eaux, dont la puissance curative est, pour ainsi dire, sans limite, quand elle s'adresse aux manifestations de ces mêmes diathèses, exercent, ici, leur action sur la cause première. Ce que les Eaux combattent dans la phthisie, c'est l'arthritisme, la scrofule, l'herpétisme, etc.

Le Dr Bertrand cite un grand nombre d'affections pulmonaires survenues à la suite de rétrocessions de douleurs rhumatismales, de goutte ou d'affections dartreuses : « Ce n'est plus la même affection, dit-il, c'est la même cause qui agit, mais sur des organes qui ont une autre manière de souffrir et d'exprimer leur souffrance. » Tels actes morbides qui se présentent avec des symptômes qui nous semblent identiques, peuvent donc appartenir à des maladies différentes. Ce sont les antécédents qui, d'ordinaire, éclairent le diagnostic. Heureuses les Eaux qui dans un cas douteux ont la bonne fortune de réveiller chez le malade quelque forme assoupie de la diathèse en puissance !

Nous avons dit, ailleurs, que la *congestion* était la forme habituelle du processus métastatique. La chose est manifeste dans les localisations qui ont pour siége l'organe pulmonaire. Qu'elle appartienne à la dartre ou au rhumatismé, la congestion ouvre toujours la marche. Elle a pour caractère de se traduire, brusquement, par une toux sèche, saccadée, déchirante, se reproduisant, quelquefois, à heure fixe, avec conscience, pour le malade, du point congestionné. Cette toux s'associe à un sentiment d'oppression vague qu'augmente la moindre ascension, à des douleurs obtuses dans les parois thoraciques, correspondant au niveau de l'angle inférieur de l'omoplate. La parole fatigue le malade ; sa respiration présente une diminution notable des bruits respiratoires, du côté affecté ; il y a, rarement, de la matité, à moins de congestion excessive ; quelques râles humides à petites bulles. Les caractères pathognomoniques de cette congestion sont, d'une part, la mobilité extrême des symptômes stéthoscopiques et plessimétriques s'expliquant par les variations brusques de l'état congestif qui se dissipe ou se déplace, avec la plus grande facilité, et, de l'autre, la persistance de l'embonpoint au milieu des accidents les plus graves, en apparence. L'hémoptysie qui survient, en dehors de toute lésion organique, peut être légère et soulager le malade ou bien se produire avec impétuosité et abondance, sans dégorger le poumon. Il semble, au contraire, que la congestion persiste d'autant plus que le molimen a été plus abondant; plusieurs semaines, plusieurs mois se passent sans le moindre changement, puis, tout à coup, l'engorgement se dissipe, pour se porter ailleurs. Cette persistance de la localisation est, dans tous les cas, inquiétante parce qu'on ne sait jamais si elle ne sera pas le point de départ de quelque travail inflammatoire. Les crachats qui, d'ordinaire, sont rares et visqueux peuvent devenir épais et abondants, selon la disposition plus ou moins catarrhale du sujet.

Si je décris, ici, avec une certaine complaisance, cette congestion du poumon, c'est que nous la voyons, à Gréoulx, très-fréquemment, sous les aspects les plus variés, et qu'elle joue un rôle important dans l'histoire de la plupart de nos poitrinaires. Elle peut être l'expression d'une diathèse comme, aussi, n'être que sous la dépendance d'une perturbation dans les fonctions de la peau, ou dans celles de l'utérus, chez la femme. Elle complique, parfois, l'hystérie. Son pronostic est rarement grave; quant à son diagnostic, il est quelquefois obscur et ne prête que trop souvent, à de grossières erreurs chez des observateurs inattentifs, qui la confondent avec les divers degrés de la tuberculose. Rien ne s'oppose, ici, à l'usage des Eaux d'une manière générale; mais il est tel cas particulier qui, à tel moment donné, pourra contre-indiquer leur application. Leur mission est de déloger la diathèse ou de l'éteindre sur place; dans l'un et l'autre cas la médication demande une certaine énergie que le malade souvent ne peut supporter. C'est alors, au médecin, de tourner la difficulté et d'agir avec toutes les précautions que lui inspireront son intelligence et son tact professionnels. Les Eaux sulfureuses dont l'action s'exerce, à divers degrés, sur les diverses diathèses, agissent plus sûrement dans toutes les formes torpides ; les Eaux alcalines s'appliquent, de préférence, dans les cas d'éréthisme ou quand l'acide urique existe dans les urines.

En somme et comme conclusion, les Eaux de Gréoulx ne guérissent pas tous les phthisiques ; pas plus qu'elles ne guérissent tous les scrofuleux. Les espérances les mieux fondées sont, quelquefois, sans que nous en connaissions la cause, celles qui nous échappent le plus facilement. Chaque année voit s'accroître le lugubre cortége de nos désillusions sans rien enlever à nos convictions, sans diminuer à nos yeux la valeur et la signification des quelques succès obtenus. Les Eaux ne guérissent pas en détruisant le principe du mal ; elles y arrivent en mettant l'économie en état de réagir avec succès contre les influences morbides qui l'assiégent. Elles exercent une action dynamique générale capable d'imprimer une activité aux diverses fonctions, en particulier, à celles de la nutrition et amènent, ainsi, une modification profonde des éléments histologiques des organes de la respiration. Elles s'appliquent, non-seulement, aux débuts de la maladie, mais encore, à toutes les phthisies avancées, avec débilitation extrême, alors même que l'économie toute entière semble en proie à l'entraînement tuberculeux et à la production du pus. Leur application n'a pour limites que de rares contre-indications qui sont affaire d'individu ou question d'heure. Seulement, plus l'état est ancien, plus les effets que l'on attend de la nature sont lents à se produire; ils réclament une action soutenue et des reprises à intervalles plus ou moins rapprochés.

Le mode d'administration des Eaux de Gréoulx se plie, nécessairement, aux exigences de ces situations variées. La boisson qui en fait la base, passe des doses fractionnées à des doses relativement élevées... Nous les associons aux inhalations; mais aussi aux bains que nous donnons courts, tempérés et distancés. Nos malades boivent, généralement, l'eau pure, ou bien coupée avec du lait qu'elle rend de digestion facile par le chlorure de sodium qu'elle contient; par l'iode et le brome qu'elle renferme en proportion élevée elle remplace, en quelque sorte, l'huile de foie de morue que supportent assez mal les adultes pendant les fortes chaleurs; la lenteur qu'elles mettent à développer l'excitation permet leur application, même, dans la période hémoptysique et dans l'état avancé, ce qui dénote un degré de tolérance que nous croyons tout spécial à cettte source.

Asthme et Catarrhe

Dans un remarquable mémoire sur l'*Asthme aux Eaux-Bonnes* qui est, certainement, le travail analytique le plus complet que nous connaissions sur les caractères nosologiques de cette maladie, M. Pidoux signale trois éléments qui, réunis, constituent l'asthme : 1° un élément catarrhal, état morbide particulier de la membrane de rapport ou de la membrane muqueuse des bronches ; 2° un élément spasmodique, état morbide particulier de la fibre musculaire et de l'espèce de contractilité propre aux bronches et peut-être aux alvéoles pulmonaires ; 3° un élément organique qui a son siége dans le tissu jaune élastique des bronches, etc., et se manifeste par l'emphysème, véritable anévrisme du poumon.

Les variétés de l'asthme tiennent à la prédominance relative d'un ou de plusieurs des éléments dont cette maladie est composée. Un accès de dyspnée accidentelle ou provoquée n'est jamais l'asthme ; il lui manque ce qui caractérise cette maladie en dehors de ses symptômes, la chronicité, c'est-à-dire l'immanence de sa cause interne et profonde.

L'auteur arrive, naturellement, à cette conclusion : le principe étiologique intime et constitutionnel de l'asthme est une diathèse, l'herpétisme ou l'arthritisme. C'est-à-dire que la crise représente sur l'organe pulmonaire l'arrivée d'une poussée herpétique, ou une invasion d'acide urique vers les surfaces d'excrétion et, partant, l'état de réaction de l'organisme contre ce stimulus.

L'asthmatique est, presque toujours, atteint de catarrhe, de douleurs erratiques, d'angine chronique, de dyspepsie; il porte, souvent, des traces d'herpétisme; sa peau fonctionne mal ou irrégulièrement et ses urines charrient du sable.

L'action générale des Eaux sulfureuses qui s'exerce sur tout l'organisme et tend, comme dans les autres affections à combattre la maladie en puissance, est une action lente et à long terme dont les effets sont, rarement, constatés en voie de traitement. Mais elles exercent en outre, ici, une influence immédiate et directe sur l'appareil respiratoire qui localise et concentre le mouvement d'inhalation et d'exhalation du principe sulfureux. Elle active les fonctions de l'organe, réveille et augmente la vitalité, c'est-à-dire, le ton et la contractilité des fibres musculaires des bronches. On voit, tout de suite, que cette action élective des Eaux doit être, plus particulièrement, favorable à l'asthme humide où domine l'élément catarrhal, à l'asthme asthénique où la semi-paralysie des bronches capillaires favorise l'emphysème. Quant à la forme sèche, dans laquelle le spasme l'emporte sur l'atonie, l'action immédiate des Eaux détermine chez elle un réveil qui s'oppose à une amélioration rapide. Les Eaux sont, généralement, mal supportées ce qui oblige à graduer l'application; mais le résultat, pour être plus éloigné, n'en est pas moins complet et plus durable; car les Eaux ne pouvant viser que la diathèse, ont exercé cette action consécutive que l'on sait plus sûre et plus profonde.

Quelle que soit la forme que présente l'asthme, il ne peut être qu'amélioré par la médication thermo-minérale. Nous avons parlé, ailleurs, de précautions à prendre vis-à-vis des asthmatiques, en voie de traitement; elles découlent de l'influence connue du refroidissement de la peau ainsi que de la sensibilité et de l'impressionnabilité du poumon qui disent à quel point le sens respiratoire est affecté. Le calme et l'absence de toute secousse organique constituent la première indication ou la règle de conduite pendant la cure.

Le catarrhe, pour peu qu'il soit ancien et que les sécrétions soient abondantes, exempt d'emphysème ou d'asthme, est toujours accompagné de dyspnée. Il est directement impressionné par les Eaux thermales qui tonifient la muqueuse et les tissus sous-jacents et lui donnent l'énergie pour réagir contre les influences atmosphériques, contre le froid si favorable à la production de la bronchite catarrhale; mais les Eaux exercent aussi leur action sur la peau et l'on sait le rôle que joue cet organe dans les accidents qui affectent les muqueuses. C'est, donc, par un retour d'activité que la peau modifie les fonctions de la muqueuse, et l'on peut affirmer que le catarrhe est plus sûrement impressionné par cette action à long terme des Eaux que par ses effets immédiats.

Le catarrhe lié aux troubles de la peau, est une disposition morbide que l'on peut dire universelle, dont les débuts sont lents et insensibles, et dont le malade ne se préoccupe guère que lorsqu'elle devient une véritable infirmité. Que de malades qui accusent les affections les plus nombreuses et qui ne parleraient pas de cette indisposition, si on ne les interrogeait à ce sujet! Il est rare, quand nous les revoyons, qu'ils n'aient pas constaté une amélioration considérable dans leur prédisposition au rhume qui était le moindre de leurs soucis.

Affections des voies digestives

L'action directe des Eaux de Gréoulx sur les organes de la digestion est très-variable, d'un sujet à un autre, et suivant les conditions qui président à leur administration. Certains malades les supportent à des doses très-élevées, d'autres ne peuvent les prendre qu'à doses fractionnées. Elles développent tantôt la constipation, tantôt la diarrhée. Nous avons déjà parlé de nos diarrhées estivales qui apparaissent, tout à coup, sous l'influence d'une perturbation atmosphérique ou d'un changement dans la constitution médicale régnante; on ne manque, jamais, de les mettre sur le compte des Eaux que l'on accusait, quelques jours auparavant, de provoquer la constipation. Il n'est jamais prudent, avons-nous dit, de continuer, avec la diarrhée, malgré qu'elles en soient innocentes, l'usage des Eaux en boisson; elles convertissent, trop facilement, ces diarrhées en dyssenterie. Leur action à l'extérieur produit, souvent, des effets analogues : la thermalisation de la peau pendant la durée du bain, développe l'activité vitale à la périphérie du corps; pendant les fortes chaleurs, le tube digestif devient, naturellement, paresseux; cette nouvelle activité à la peau est, donc, au détriment de celle nécessaire à la digestion et augmente, d'autant, l'atonie de cette fonction; de là bien des dérangements que l'on éviterait avec un régime de précautions.

On peut dire, en thèse générale, que les Eaux de Gréoulx ne conviennent ni dans la *gastralgie*, ni dans la *dyspepsie*. Aussi, les malades viennent-ils, rarement, leur demander la guérison de ces affections; à moins qu'elles soient, manifestement, sous la dépendance d'une diathèse, le rhumatisme ou l'herpétisme, auquel cas, on peut espérer déplacer la maladie et la vaincre sur un autre terrain, sans qu'il y ait jamais grand profit à la traiter par les Eaux à l'intérieur. C'est au traitement général par les bains et les douches qu'il faut, alors, s'adresser et attendre des Eaux leur action consécutive.

Affections des voies génito-urinaires

AFFECTIONS DE LA VESSIE. — Il en est de même des affections des voies urinaires; nous ne les recevons que pour combattre la cause présumée. Les cystites chroniques provoquées, le plus souvent, par des rétrécissements anciens ou par l'abus de la sonde, quand elles sont liées au catarrhe, au rhumatisme ou à la dartre, obtiennent des résultats plus ou moins favorables de l'usage prolongé de nos bains. Sans les considérer, ici, comme contre-indiquées, à l'intérieur, nous ne donnons nos Eaux à boire qu'à des doses systématiquement faibles, pour éviter de porter la moindre excitation sur les organes internes.

La forme catarrhale simple, associée ou non à d'autres troubles de fonctions, est celle que nous voyons le plus souvent à Gréoulx. Elle ne guérit pas mieux qu'une autre, par cette seule raison qu'elle se présente, d'ordinaire, chez des vieillards; tandis que nous avons vu des états plus graves, de formidables cystites purulentes, disparaître sans laisser aucune trace chez des sujets jeunes encore. Nous nous attachons, autant que possible à ne donner ces Eaux que dans des cas bien déterminés où les causes herpétique et rhumatismale seules ou associées ne laissent aucun doute sur les indications à suivre.

Quant à la *gravelle* et aux *calculs vésicaux* ils n'ont rien à obtenir des Eaux de Gréoulx et il y a longtemps que l'on est revenu de l'opinion qu'avaient les anciens sur leur prétendue action dissolvante. Il en est de même des écoulements uréthraux que les Eaux aggravent, constamment; elles les ramènent, quand ils ne sont pas supprimés depuis longtemps. S'il a paru y avoir, quelquefois, avantage à rappeler ces écoulements à l'état aigu, pour obtenir, après, une résolution plus complète, ces cas sont tellement rares, incertains et mal connus qu'on peut affirmer, sans hésitation, qu'il vaut mieux, dans le doute, s'abstenir.

Affections de l'Utérus. — Chez la femme, le champ d'application des Eaux s'agrandit de toute l'importance pathogénétique que prend sur son organisme délicat et mobile le grand acte de la parturition. Aux diathèses qui ont, chez elle, toute liberté de retentissement sur les organes de la génération et qui en abusent, sous les noms de *dysménorrhée*, de *catarrhe vaginal*, de *métrite chronique*, d'*engorgements*, de *granulations*, d'*ulcérations*, *etc.*, il faut ajouter les conséquences générales de la fatigue qu'entraînent l'accouchement, la lactation, ainsi que les perturbations fonctionnelles qui peuvent en être la suite. Dans ce long cortége de misères que compensent, avec peine, les jouissances morales que donne à la femme son rôle de mère, nos Eaux reconstituantes n'ont que l'embarras du choix et leur puissance d'action, modifiée par les applications variées qu'on en peut faire, s'étend à toutes les formes qu'on a reconnues tributaires de ce genre de médication. Pendant que nos Eaux, dans les affections utérines, s'appliquent à relever la constitution du sujet, à modifier la vitalité des tissus, à tarir les sécrétions vicieuses, elles peuvent atteindre la maladie initiale et amener la plus salutaire des diversions. Elles ont sur les muqueuses utéro-vaginales une analogie d'action avec celle qu'elles exercent sur les voies respiratoires, que l'on peut qualifier d'élective, et qui n'en impose, pas moins, la prudence et les précautions.

La grossesse et les menstrues constituent les deux périodes pendant lesquelles l'usage des bains est, généralement, contre-indiqué. Dans la grossesse, l'abstention est d'autant plus formelle que le moment de la conception est, moins éloigné, le moindre mouvement congestif provoqué pouvant amener la mort de l'œuf; plus tard, quelque peu probable que puisse être un accident, il vaut mieux encore, s'abstenir. Pour la période menstruelle, c'est l'inverse; nous permettons, quelquefois, le bain pendant le premier et le second jour, quand nous jugeons qu'il n'y a aucun inconvénient à pousser la nature dans la voie qu'elle suit; mais nous n'oserions persister après le second jour, parce que les bains, entretenant le molimen, tendraient à éterniser les règles. Il est peu de femmes qui ne choisissent pour se rendre aux Eaux la fin de leur époque cataméniale; il est fréquent de constater une réapparition menstruelle du 12me au 15me jour. Le seul inconvénient de cette avance est de contrarier, à cause du temps qu'elle fait perdre. Nous n'avons jamais cru devoir interrompre la boisson pendant cette période.

MÉNOPAUSE. — Si les Eaux, par l'excitation spéciale qu'elles développent du côté des organes génitaux, favorisent, chez la jeune fille, l'apparition des règles et deviennent le régulateur par excellence de cette fonction, elles doivent, aussi, à l'époque de la ménopause faciliter le passage de retour. Ce moment s'accompagne, d'ordinaire, de mouvements fluxionnaires, de congestions partielles, vers la tête ou la poitrine, de malaises divers qui ne sont que les effets d'une sorte d'hésitation que met la nature à asseoir la répartition définitive du sang. Les Eaux qui ne manquent jamais de rappeler les règles, fussent-elles disparues depuis plusieurs mois, exercent une action naturelle de déplétion, après laquelle la nature, aidée par l'activité des autres fonctions, a moins de peine à accepter la surcharge.

STÉRILITÉ. — On a fait à bien des Eaux la réputation de vaincre la stérilité. Cet état extra-physiologique dépend de causes tellement variées que son traitement peut réclamer, en effet, l'emploi des sources les plus opposées. Toutefois, cette réputation, quelque peu légendaire, porterait, dans l'esprit du public, plus particulièrement, sur une propriété occulte, propre à certaines Eaux et non à d'autres, que quelques auteurs croient devoir attribuer à la thermalité. Il n'y a guère à douter que la stimulation spéciale que développent les Eaux thermales puisse, dans certains cas, favoriser le réveil d'une aptitude et faciliter la conception chez des sujets portés à l'asthénie. Nous avons vu à Gréoulx quelques curieux exemples de ce genre de succès, comme on a pu en constater auprès d'autres sources, sans qu'il soit, décemment, permis à notre naïade d'afficher la moindre prétention à ce rôle.

Proportion dans laquelle les diverses Maladies chroniques se présentent à Gréoulx, avec leur fréquence d'association.

MALADIES de LA PEAU.	Eczéma.. ...	87	311	42 lymphat. et scrofules.
	Impétigo.....	22		82 rhumatismes.
	Ecthyma.....	24		15 névralgies.
	Porrigo......	6		20 névroses.
	Acné........	36		16 syphilis.
	Prurigo......	26		28 aff. des org. génit.-ur.
	Lichen......	19		26 — de la resp.
	Pityriasis.....	48		29 — de la dig.
	Psoriasis.....	36		53 cas isolés.
	Eléphantiasis..	7		
SCROFULE.	Affections scrofuleuses.		109	25 lymphatisme.
				12 rhumatismes.
				4 névralgies.
				21 névroses.
				9 syphilis.
				12 aff. des org. génit.-ur.
				16 — de la resp.
				3 — de la dig.
				7 cas isolés.
SYPHILIS.	Affections syphilitiques.		34	6 lymphat. et scrofules.
				9 herpétisme.
				2 rhumatismes.
				2 névralgies.
				6 névroses.
				2 aff. des org. génit.-ur.
				4 — de la resp.
				3 cas isolés.

RHUMATISME.	Rhum. muscul.	48	292	31	lymphat. et scrofules.
	— articul.....	72		73	herpétisme.
	— musc.-artic.	77		12	syphilis.
	— lombaire...	18		25	névroses.
	— névralgique	29		34	aff. des org. génit.-ur.
	— hydarthriq.	24		28	— de la resp.
	Retract. musc.	6		32	— de la dig.
	Nodosités....	9		9	goutte.
	Retr. et nodos.	5		48	cas isolés.
	Goutte.......	4			

MALADIES des MUQUEUSES	Angine......	20	145	36	lymphat. et scrofules.
	Laryngite....	16		42	herpétisme.
	Bronchite. ...	18		27	rhumatismes.
	Phthisie.....	37		14	syphilis.
	Leucorrhée...	19		5	névroses.
	Métrite chron.	35		21	cas isolés.

MALADIES NERVEUSES	Névroses div.	26	47	2	lymphat. et scrofules.
	Paralysies div.	21		10	herpétisme.
				6	rhumatismes.
				3	syphilis.
				7	aff. des org. génit.-ur.
				2	— de la resp.
				3	— de la dig.
				14	cas isolés.

MALADIES DIVERSES.	Anémie......	4	62
	Chloro-anémie	16	
	Surdité.	3	
	Entorse.......	21	
	Fractures et bl. d'arm. à feu.	18	
			1,000

Réflexions sur ce tableau

Une des plus grandes difficultés dans un travail de statistique de ce genre, est de grouper par affinités naturelles des éléments aussi dissemblables que ceux qui constituent la chronicité des maladies. Quel que soit le mode de classification que l'on adopte, on en saisit les défauts plus vite encore que les mérites. Au lieu de donner un tableau des résultats du traitement, résultats plus ou moins trompeurs, j'ai préféré montrer l'enchevêtrement des maladies les unes dans les autres, telles qu'elles se présentent à l'observation, pour établir, tout d'abord, l'impossibilité de voir dans un ensemble quelconque de statistique médicale autre chose que des cas particuliers. Comment grouper, en effet, de pareilles unités sans tenir compte, pour chacune d'elles des conditions qui l'entourent, de l'ancienneté de la maladie, de ses complications, de sa gravité et, par suite, de ses degrés probables de résistance à la médication, sans mettre en ligne le sujet et ses prédispositions? Et arriva-t-on à les grouper, quelles conclusions tirer des résultats du traitement, si l'on ne précise les points sur lesquels ont porté la guérison ou l'amélioration, si l'on n'indique les déviations qui ont eu lieu, dans tel ou tel sens, si l'on ne suppute les probabilités de récidive?

A ces difficultés s'ajoute pour nous un empêchement matériel à une statistique complète, puisque la plupart de nos malades sont soustraits à notre observation, bien avant que les résultats soient appréciables, et que nous les perdons de vue, sans aucun moyen de renseignements sur les effets consécutifs de la médication thermale. Aussi notre tableau ne donne-t-il qu'un aperçu des maladies que nous rencontrons habituellement, à Gréoulx, et du degré de fréquence qui les y amène. Il signale, en d'autres termes, les points sur lesquels la faveur publique fait porter, plus particulièrement, l'action thérapeutique des Eaux. Là, encore, bien des causes d'erreurs peuvent avoir fait dévier l'opinion et l'on ne peut accepter ces chiffres que comme une approximation : on y voit, par exemple, les maladies de la peau dans une proportion qui n'est, réellement, pas exacte, puisque la plupart des cas sont associés au rhumatisme, à la scrofule ou compliqués d'autres états qui pourraient, aussi bien, permettre de les grouper sous un autre nom. Dans les scrofules auraient pu rentrer des maladies qui se trouvent disséminées dans divers casiers, selon la prédominance de tels ou tels caractères. Le vrai but de ce tableau est de présenter aux yeux la fréquence de complications des maladies, autrement dit, leur fréquence d'association. Nous les avons réunies deux à deux; ce même travail pourrait être refait pour les associations à trois et même à quatre, qui sont, nécessairement, plus rares, quoique fréquentes encore.

OUVRAGES

PUBLIÉS

Sur les Eaux de Gréoulx.

---

1. — *Discours sur les Bains de Gréoulx, en Provence ;* la composition des minéraux qui sont en leur source, etc....., par Jacobus Fontanus, de St-Maximin ; Aix, 1619, in-12, chez Tolosan, libraire.
2. — *Hydrologie, ou Discours des Eaux,* contenant le moyen de connaître parfaitement les qualités des fontaines chaudes tant occultes que manifestes, et l'adresse d'en user avec méthode et particulièrement de celles de Gréaux, par Jean de Combe, D. M. Aix, 1645, in-12, chez Etienne David.
3. — .... *Au commencement du XVIIIe siècle,* par M. Bernard, D. M.
4. — *Traité sur les Eaux Minérales de Gréoulx,* en Provence, où l'on examine la nature des Eaux, leurs propriétés et la manière de s'en servir pour la guérison des maladies, par M. Esparron, D. M.; Aix, 17... in-12.

   2e Edition, revue, corrigée et augmentée, publiée par M. Gravier, prêtre et propriétaire des Bains, Aix, 1753, Vve Jh. David, et Esprit David, in-12.
5. — *Nouveau Traité des Eaux Minérales de Gréoulx,* en Provence, où l'on examine, etc..., par Darluc, D. M., Aix, 1777, in-18, chez André Adibert.
6. — *Traité des Eaux Minérales de Gréoulx,* en Provence, par M. Darluc, D. M., professeur de botanique à l'université d'Aix, etc., Aix, 1806, in-8°, chez François et Joseph Mouret.

7.— *Histoire Médicale et Chimique des Eaux de Gréoulx*, par L.-J.-M. Robert, D. M., 1807.

2e Edition, avec des observations chimiques, recueillies en 1807 et 1808, par L.-J.-M. Robert, Méd. consultant de S. A. I. la princesse Pauline, etc., Marseille, 1810, in-12, imprim. Simonin et Réquier.

8.— *Traité des Eaux Minérales de Gréoulx*, par Darluc, augmenté de l'analyse chimique, par M. Laurens, pharmacien à Marseille; nouvelle édition augmentée de plusieurs observations, par M. Doux, D. M., inspect. du gouvernt, Paris, 1821, in-18, imp. Boucher.

9.— *Topographie médicale des Eaux thermales sulfureuses de Gréoulx*, en Provence, par A. Dauvergne (de Valensoles), D. M. Paris, 1833, in-8°, imp. P. Dupont.

10.— *Eaux Minérales sulfureuses thermales de Gréoulx*, Basses-Alpes. — 1er mémoire, *des rhumatismes et des névralgies*, par le D. Doux, Méd. insp. du gouvernement; Nîmes, 1847, in-8°, imp. Durand-Belle.

11.— *Notice sur les Eaux Minérales de Gréoulx*.— Analyse chimique et exposé de leurs propriétés thérapeutiques par le D. Grange. Paris, 1852, in-8°, imp. Dubois et Vert.

12.— *Guide aux Eaux de Gréoulx*, Basses-Alpes, par le D. J.-B. Jaubert, Méd. insp. du gouvernement, Marseille, 1859, in-18, typ. et lith. Barlatier-Feissat et Demonchy.

2e Edition. — Guide to the wathers of Gréoulx (Lover-Alps), by Dr J.-B. Jaubert, Marseilles 1858. Pinted by Barlatier-Feissat et Demonchy.

DIGNE-LES-BAINS

Les bains de Digne situés à 3 kilomètres de la ville de ce nom, appartiennent au même propriétaire que ceux de Gréoulx dont ils sont, par leur nature, une précieuse succursale. Sulfureuses et, sensiblement, plus salines, ces Eaux, par leur température qui s'élève jusqu'à 45°, aussi bien que par les résultats que l'on en obtient, tous les jours, mériteraient d'occuper un des premiers rangs parmi les sources les plus renommées. Une *étuve naturelle*, en forme de grotte, s'ouvrant dans le rocher qui domine l'Etablissement thermal, reçoit les vapeurs minérales à une température très-élevée et fait l'objet d'une juste admiration.

Les Eaux naissent au fond d'un étroit vallon resserré entre de hautes montagnes liasiques, à teintes ardoisées, d'un aspect sombre et sauvage. La végétation qui les recouvre abandonne déjà nos essences méridionales pour leur substituer les types propres aux climats plus froids : le *pin sylvestre* a remplacé le *pin d'Alep;* le chêne vert et l'olivier ne tarderont pas à faire place au sapin et au mélèze. Parmi les productions zoologiques que présente ce site agreste, il en est deux qui ont contribué à faire sa réputation sans rien ajouter, toutefois, à sa gaîté : ce sont, d'une part, les serpents que leurs ébats amoureux, amènent, de chute en chute, jusque dans la cour de l'hôtel... innocentes bêtes, dont le seul désir est de se soustraire au plus vite aux horripilations qu'elles provoquent; et, d'autre part, les encrines fossiles que l'art d'un habile joaillier répand dans le monde, en délicieux bijoux, sous le nom d'*étoiles des Alpes*.

L'Etablissement est loin d'être en rapport avec l'importance et la valeur de la source. Nous ne saurions mieux faire, dans la description des lieux et leur aménagement, que consigner, ici, le rapport tout récent de MM. les ingénieurs des mines sur l'opportunité qu'il y a à laisser continuer l'exploitation d'une source qui, utilisée de temps immémorial, n'avait pas été soumise à l'*autorisation préalable* :

« Sans vérifier si, comme on le dit, Ptolémée et Pline ont parlé des Eaux de Digne, on a des preuves certaines qu'au XIIe et au XIIIe siècles cette station était très-fréquentée par les étrangers. Au XVIIe siècle elle est mentionnée par Gassendi en ces termes : « Merveilleux est le nombre de malades « qu'on voit, chaque année, guérir par ces Eaux. »

« Mme de Sévigné connaît et vante les Eaux de Digne à M. de La Rochefoucauld (1). En 1687, le 21

(1) « Il est dans son hôtel de La Rochefoucault, n'ayant « plus d'espérance de marcher; son château en Espagne « c'est de se faire porter dans les maisons ou dans son car- « rosse pour prendre l'air. Il parle d'aller aux Eaux; je « tâche de l'envoyer à Digne. » (*Lettre à M. de Grignan*, 10 avril 1671.)

avril, le surintendant des Eaux minérales de France attache un médecin de la Faculté d'Aix aux Eaux de Digne, afin, dit-il, « d'avoir soin de la conservation des dites Eaux dont l'effet miraculeux attire, continuellement, de toute part, des malades qui viennent recouvrer la santé. » Cent ans plus tard, on voit, dans une délibération de l'assemblée générale des communautés de Provence tenue à Lambesc, le 6 janvier 1782, que « le gouvernement y envoie, chaque année, un nombre considérable de soldats malades; il y a établi un commissaire des guerres pour veiller à la police des Eaux. C'est un établissement utile à l'humanité et principalement aux troupes du Roy. »

« CAPTAGE. — Les sources de Digne sourdent de fentes existant dans un banc de calcaire compact appartenant au terrain du lias moyen. La direction locale des bancs, aux Eaux de Digne, est N.-O. à S.-E. Les fentes sont orientées, à peu près, N. 20° E. à S. 20° O. Elles ne sont pas, toutes, très-nettes, d'ailleurs, et l'on doit ajouter que la direction générale du banc dans lequel elles existent est, sensiblement, différente de la direction locale donnée plus haut. Elle coïnciderait plutôt avec la direction des fentes elles-mêmes. »

« Entre la grande bâtisse et l'escarpement qui la domine règne un espace, de largeur irrégulière, sous lequel passent les conduits souterrains qui vont saisir les griffons, à leur émergence de la roche, pour trois sources, et dans un bassin naturel pour une quatrième source et qui les amènent dans l'Etablissement. Ces conduites correspondent à quatre sources particulières, très-voisines les unes des autres, et qui paraissent bien être des dérivations déterminées d'un même réservoir thermal, un peu modifiées, peut-être, par des infiltrations superficielles. Les conduites sont uniformément construites en ciment, recouvertes de dalles cimentées elles-mêmes, et, le tout, à une suffisante profondeur en terre pour assurer la fixité de l'ensemble et la conservation de la section du conduit.

« Du conduit en ciment qui arrive jusqu'au mur de l'Etablissement, partent, soit un, soit deux tuyaux en plomb qui conduisent l'eau aux baignoires. A chaque baignoire correspond un de ces tuyaux. L'une des sources alimente, en plus, les douches. Enfin, on doit mentionner une source non captée qui alimente une piscine (*piscine Saint-Gilles*), et une autre source qui paraît plus ou moins obstruée et qui remplit une cavité, dans la roche, nommée *piscine Notre-Dame*. En somme, le captage, on le voit, est très-simple ; il permet ainsi de disposer d'une quantité d'eau bien supérieure à tous les besoins actuels. Cette surabondance est visible : un fait qui l'établit, avant tout, c'est que les bains sont donnés à l'eau courante ; il n'y a aucun réservoir. Cela résulterait, d'ailleurs, des jaugeages suivants. *Première source* : Elle alimente les baignoires *Saint-Henri* et *Saint-Martin ;* elle a donné 0 lit. 379 à la seconde ; sa température a été trouvée de 41° à la baignoire Saint-Henri et de 40° à la baignoire Saint-Martin. — *Deuxième source* : Elle alimente les baignoires *Saint-Augustin* et *Sainte-Sophie;* débit total, 0 lit. 402; température, 41° fort, Saint-Augustin, 40° 1/2 Sainte-Sophie. — *Troisième source.* Source *Saint-Etienne :* débit, 0 lit. 067 par seconde; température, 41° fort. — *Quatrième source.* Source *des Vertus :* Elle alimente les baignoires *des Vertus, Saint-Georges* et *Saint-Louis,* la petite douche, la grande douche et la douche ascendante. Sa température est de 43°. Le bassin naturel ou étuve dans lequel se rassemble, avant d'être distribuée, l'eau de la 4e source fournit une température de 44°. »

« On voit qu'en totalisant les débits jaugeables on obtient une quantité d'eau de 2 lit. 283 par seconde, soit près de 200 mètres cubes par jour. Il y a là de quoi alimenter un Etablissement considérable et l'on ne compte pas ce que pourraient fournir les piscines *Saint-Gilles* et *Notre-Dame.* »

« On reconnaît que les quantités d'eau fournies par les diverses sources augmentent après les pluies d'hiver; on s'aperçoit, même, qu'après une période de pluies un peu longue, quelle que soit la saison, l'eau coule plus abondante. Enfin, on a constaté que le tremblement de terre qui a affecté assez fortement le Midi de la France, il y a 8 ou 10 ans, avait brusquement augmenté la quantité d'eau écoulée en relevant le point d'émergence de manière que, derrière l'Etablissement, le long de la paroi du rocher, l'eau sortait au-dessus du sol, de toutes les fentes. Ces faits qui doivent être relatés, à propos du captage, ne prouvent pas contre lui, ils établissent, simplement, d'une part, que les infiltrations superficielles ont accès dans les réservoirs souterrains où se rassemblent les Eaux venant de la profondeur et, d'autre part, que la commotion tellurique a projeté violemment les Eaux, en vertu de l'inertie, contre les parois de ces réservoirs. Ce sont là des faits qu'il faut accepter. En résumé, le captage doit être déclaré suffisant. »

« Aménagement. — Il y a huit cabinets de bains; les baignoires sont en marbre de forme parallélipipédique; leur longueur varie de 1m 23 à 1m 37, leur largeur de 0m 55 à 0m 60 et leur profondeur, au-dessus du trou de *surverse*, de 0m 63. Les *douches* sont au nombre de trois : deux *grandes* donnant l'une 0 lit. 219 et l'autre 0 lit. 312 par seconde, et une *petite* donnant 0 lit. 179. Il y a, en outre, une douche ascendante fournissant un jet plus ou moins fort. »

« Chaque baignoire reçoit, directement, l'eau par un tuyau de plomb faisant suite au conduit en ciment correspondant. Pour les douches, sur le trajet du conduit en ciment et poterie qui amène les Eaux aux baignoires, se trouve une caisse qui s'emplit au moyen d'un tuyau branché sur la conduite générale. C'est de cette caisse que partent les tuyaux des douches; ces tuyaux sont en plomb et non en caoutchouc. »

« Toute cette installation est, on le voit, plus que simple, on peut dire *primitive*. Il est certain qu'avec une abondance d'eau pareille, on pourrait constituer en ce lieu un Etablissement fort important et offrir aux malades les Eaux de Digne sous les formes si variées que l'art de la balnéation a créées dans ces dernières années..... etc. »

Ce rapport conclut, naturellement, comme celui qui a trait à Gréoulx, à l'importance de ces deux sources et à l'opportunité qu'il y a à autoriser la continuation de leur exploitation.

Comme on le voit par ce travail, l'installation des Eaux de Digne est *primitive* et nullement en rapport avec l'importance de cette belle source. Les causes auxquelles elle doit ce délaissement, contraire aux intérêts de tout le monde; sont peut-être multiples et nous n'avons aucun motif de les rechercher ici. Il en est, cependant, une que nous ne saurions passer sous silence, car elle appartient à l'histoire de cet Etablissement et ne peut manquer d'avoir exercé une large influence sur les déterminations des divers propriétaires qui auraient pu concourir à son développement : c'est la singulière servitude qui, de temps immémorial, pèse sur cette station. La vente s'en effectua avec la réserve, pour tout habitant de la commune, de faire librement usage des Eaux et d'occuper une chambre au premier étage, moyennant la somme de *deux sols*, par jour. Voilà, donc, une population de six mille âmes, environ, ayant, pour une somme dérisoire, le droit d'immobiliser les bains et les meilleures chambres de l'hôtel, à n'importe quelle époque de l'année, quel que soit le développement que prenne l'établissement. Il faut avouer que tant qu'un pareil usage ne sera pas limité ou règlementé le propriétaire ne doit guère être encouragé à se lancer dans les dépenses considérables qu'entraînerait la restauration radicale de ces bains.

Le plus ancien livre que nous ayons sur les Eaux de Digne remonte au commencement du XVIIe siècle (1). La description qu'il nous donne de l'Etablissement diffère peu de celle que l'on nous en fait, aujourd'hui. Les propriétés que l'auteur attribue aux Eaux sont les mêmes que nous leur reconnaissons encore; avec cette différence que, si nous n'avions pour nous guider que les théories doctrinales de l'époque, telles que les professe le médecin Richard, nous risquerions fort de n'en faire qu'une médiocre application. « Elles doivent estre loüées, dit-il, par les belles vuidanges qu'elles procurent, » d'après l'essai qu'il en a fait « sur des personnes, même de qualitez. »

Veut-on un échantillon des maladies qu'elles guérissaient à cette époque? Je ne garantirais pas, par exemple, qu'elles eussent, de nos jours, les mêmes vertus : « Chez ceux qui sont menacez de grandes fluxions, apoplexies, qui ne donnent pas loisir de dire adieu au monde; dans le haut-mal qui porte les hommes à chercher son remède, seulement, au Ciel; dans la rage des dents; dans l'incube qui trouble la douceur du sommeil; dans les coliques que les vents suscitent qui, gromelans et cherchans leurs issües font croüsler l'édifice. » Je préfère les voir appliquées : « A cette infirmité

(1) *Les Bains de Digne, en Provence*, par S. Richard, D. M. Lyon 1649, 1 vol. in-12.

que nos Roys, par prérogation sur tous les autres Roys, guérissent miraculeusement; à l'amas de ceste matière visqueuse qui farcit les tuyaux du poulmon; à la goutte grampe; aux migraisnes envieillies; à l'impuissance d'engendrer; aux nerfs retirés et, enfin, à une Iliade de langueurs qui font la nicque aux remèdes ordinaires. »

Les Eaux de Digne, ainsi que toutes les sources à haute température sont, essentiellement, *excitantes*, dans la véritable acception du mot. Elles peuvent, il est vrai, être graduées et faire face, entre des mains habiles aux indications les plus variées; mais leur constitution, prise dans leur ensemble, est de nature à développer, rapidement, ce mouvement d'impulsion qui se porte sur tous les systèmes, développe toutes les sécrétions et se traduit, finalement, par une activité organique capable d'amener *la poussée* et, même, la fièvre si on ne l'arrête à temps. Ce travail est le résultat d'une sorte de saturation à laquelle il n'est pas toujours nécessaire d'arriver. Les incidents de la cure doivent, donc, être nombreux; et ce ne sont pas là des Eaux que l'on puisse prendre, impunément, sans une direction médicale, sage et prudente. Si les Eaux de Gréoulx, ainsi que j'ai eu l'occasion de le dire, *avertissent du mal qu'elles peuvent faire*, il n'en est pas, toujours, de même avec des Eaux à température élevée, dont les effets ne peuvent être que pernicieux si elles sont appliquées mal à propos. Elles exigent, non-seulement, les plus grandes précautions, dans leur emploi, mais encore, beaucoup de soins et d'attention, dans le choix des malades qui doivent leur être adressés. « Toutes sortes de personnes y abordent, de quel âge que ce soit, de quel tempérament qu'il soit, pour quelle maladie que ce soit; quelle pitié! » dit Richard. Autant elles sont utiles dans les cas d'atonie, sur les tempéraments lymphatiques et débilités, autant elles deviennent redoutables chez les tempéraments nerveux, irritables, sanguins et portés aux congestions. Elles conviennent toutes les fois que l'organisme appauvri par de longues souffrances ou par les troubles persistants de quelque importante fonction réclame, impérieusement, le concours des reconstituants; toutes les fois qu'une diathèse entache profondément l'économie et que les ressources de la nature paraissent impuissantes à l'expulser.

Le bain et la douche constituent, à Digne la base du traitement; la boisson n'y est guère qu'un moyen adjuvant soit pour provoquer une dérivation intestinale soit pour aider à la diaphorèse. Ces Eaux ne purgent réellement qu'à des doses élevées. Là comme partout, il y a des gens qui abusent de la boisson; mais il faut convenir qu'elle leur est moins préjudiciable qu'ailleurs, à cause des transpirations abondantes qu'amène la thermalité. La *sudation* joue, à Digne, un rôle important : On y a conservé l'ancien usage de pousser à la peau, d'envelopper le malade dans la laine et de le faire transpirer à outrance. La température élevée des Eaux, l'excellence d'une étuve qui n'a d'égales que dans les terrains volcaniques de l'île d'Ischia, motivent cette pratique, qu'on ne saurait remplacer par aucune autre meilleure, toutes les fois que l'on veut obtenir une puissante dérivation par la surface externe. Les sudations de l'étuve arrivent et se produisent avec une extrême facilité qui constitue un des principaux mérites de cette médication naturelle ; elles sont précieuses quand on a à remédier à des désordres profonds dans l'innervation de la peau. Elles conviennent à presque toutes les formes de *rhumatisme articulaire*, accompagnées de ces gonflements intra ou péri-articulaires dont la résolution est toujours lente et difficile à obtenir; dans le *rhumatisme torpide* associé au *lymphatisme* et accompagné de roideurs musculaires ou de nodosités articulaires.

Reconnaître que ces Eaux sont appropriées au tempérament lymphatique c'est dire qu'elles s'adressent, aussi, à la *scrofule* qui n'est, le plus souvent, que l'exagération maladive de ce tempérament. Elles ont une action puissante sur les formes les plus graves de cette diathèse les *ostéites*, les *ulcères* profonds, les *tumeurs blanches*, les *caries*, et les *nécroses*.

On les emploie, avec succès, contre toute la série des *affections de la peau*, quelle que soit la diathèse que représente la dermatose. Nous avons vu des résultats merveilleux dans les formes pustuleuses et tuberculeuses les plus rebelles; des guérisons inespérées qui avaient été vainement demandées à d'autres eaux similaires. Elles réussissent aussi, dans les formes sèches où leur action est moins sûre et, surtout, moins durable. Elles agissent, également, dans les *affections des muqueu-*

ses liées au vice herpétique, rhumatismal ou scrofuleux et, particulièrement, dans les affections de l'utérus et de ses annexes, toutes les fois que domine l'élément lymphatique à la suite des fatigues de couches ou de lactations interrompues.

On traite à Digne tous les accidents consécutifs de la siphylis, quel que soit leur aspect, à la condition qu'ils ne soient plus que l'expression d'une diathèse éteinte, c'est-à-dire, des effets locaux n'ayant plus de lien avec la cause qui leur donna naissance, des dermatoses, que les Eaux guérissent au même titre que les autres.

Les *paraplégies* et beaucoup de *paralysies* qui ne sont, bien entendu, sous la dépendance d'aucune lésion organique, trouvent dans les Eaux de Digne un remède d'autant plus efficace qu'il peut être gradué, à volonté, suivant les besoins, et arriver à un maximum d'action que nous n'obtiendrions jamais à Gréoulx. On peut, sous ce rapport, placer Digne sur le même rang que Barèges, Bourbonne et Balaruc. Mais, où les Eaux de Digne ont une réputation qui ne le cède non plus, à aucune de ces sources, c'est dans le traitement des *blessures par armes à feu* et dans les lésions par action traumatique. Ce sont là, en effet, de puissantes Eaux bien capables d'imprimer à l'économie une vigoureuse impulsion, dans tous les cas où celle-ci se montre impuissante à mener à bonne fin la lutte qu'elle soutient, au cours des longues suppurations qu'entraînent certaines blessures. Leur action réparatrice s'étend à toutes les désorganisations de tissus. Elles rendent de grands services dans les engorgements consécutifs aux fractures et aux entorses.

Je ne m'étendrai pas davantage sur l'emploi que l'on peut faire des Eaux de Digne. Je crois en avoir dit assez pour faire voir combien sont nombreuses et variées les ressources qu'elles offrent à la thérapeutique.

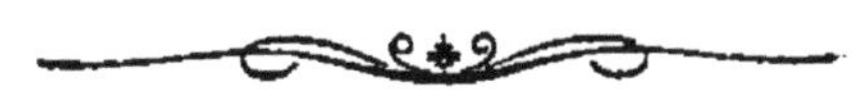

Ouvrages à consulter sur les Eaux de Digne

1° Les Bains de Digne en Provence, par S. Richard, D. M., Lyon, 1619, 1 vol. in-12.

2° Les Merveilles des Bains naturels et des Etuves naturelles de la ville de Digne, en Provence, par M. De Lautaret, D. M. Aix, 1620, 1 vol. in-12 de 350 pages.

3° Traité sur les Eaux Minérales de Digne. — Analyses des Eaux Minérales de Digne et observations médicales, par M. Ricavy, D. M. Aix et Digne, 1789 et 1790, in-8° et in-4°.

4° Analyse chimique des Eaux Minérales de Digne, par M. Laurens, pharmacien à Marseille, broch. in-8°. Marseille, 1812.

TABLE DES MATIÈRES

Hyères. — Imprimerie commerciale H. Souchon.

www.ingramcontent.com/pod-product-compliance
Ingram Content Group UK Ltd.
Pitfield, Milton Keynes, MK11 3LW, UK
UKHW022056190726
13855UKWH00002B/517